【漢方を科学の言葉で解明する】

薬学の巨星・小菅卓夫の仕事

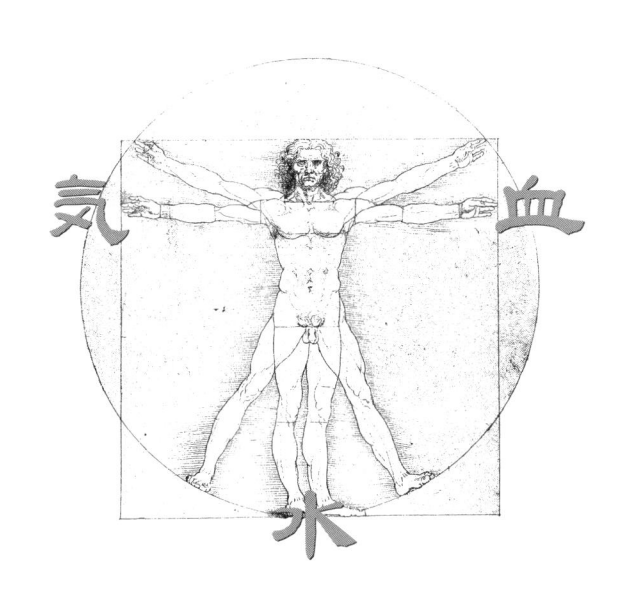

気　血　水

小菅卓夫論文刊行委員会・編
辻 邦郎・監修
（横浜薬科大学学部長）

K&Kプレス

薬学の巨星・小菅卓夫の仕事

◎

目　次

《目 次》

はじめに……………………………………………………………………… 4

序章　小菅卓夫先生がたどった道……………………………………………7
　（1）『キャンサー・リサーチ』の表紙を飾る……………………… 8
　（2）漢方研究へ方向転換………………………………………………9
　（3）漢方の気血水理論を科学の言葉で説明………………………12
　（4）気血水理論を満たす処方を開発………………………………16

第1章　気血水理論を現代の科学の言葉で説明……………………………19
　（1）漢方医学理論の難しさ…………………………………………20
　（2）去邪扶正は、去邪を捨てるとわかりやすいものになる………22
　（3）気血水を現代科学の言葉で表す試み…………………………24
　（4）すべての漢方薬から去邪の部分を外してよいとの推論………29
　（5）気血水についての科学的考察…………………………………34
　（6）人体機能の発揮と原動力となる物質の供給について…………36
　（7）何が水流を促進するのか………………………………………38
　（8）新しい作用の気の存在を確認——気は随意系にも作用する……43
　コラム／血管のない体部分での必要物質の供給（水）のメカニズム……47

第2章　気血水理論に基づく処方の開発……………………………………49
　（1）気血水それぞれの物質の発見に向けて………………………50
　（2）緑イ貝の研究と「緑イ貝製品」の開発………………………57
　　［1］海洋プロジェクトが解決した緑イ貝の秘密…………………58
　　［2］中国医学による緑イ貝の効果の説明…………………………62
　　［3］緑イ貝の効果伝承と内容成分との関連………………………64
　　［4］緑イ貝とサメ肝臓エキスとの併用の効果……………………65

（３）気血水に作用する食品を開発‥‥‥‥‥‥‥‥‥‥‥‥‥‥‥‥66
　（４）水についての新しい科学的な説明‥‥‥‥‥‥‥‥‥‥‥‥‥‥68
　（５）血と水の共同作用の存在‥‥‥‥‥‥‥‥‥‥‥‥‥‥‥‥‥‥69
　（６）気血水αの服用でなぜ、うつ病が治ったか‥‥‥‥‥‥‥‥‥‥71
　（７）制がん用健康食品「気血水αβ」の開発方針‥‥‥‥‥‥‥‥‥75
　コラム／気血水開発史要約‥‥‥‥‥‥‥‥‥‥‥‥‥‥‥‥‥‥‥‥78

第３章　学会報告と講演録‥‥‥‥‥‥‥‥‥‥‥‥‥‥‥‥‥‥‥‥‥‥81
　［１］評論・漢方薬をどう観るか‥‥‥‥‥‥‥‥‥‥‥‥‥‥‥‥‥83
　［２］漢方の夜明け‥‥‥‥‥‥‥‥‥‥‥‥‥‥‥‥‥‥‥‥‥‥‥91
　［３］漢方の夜明け・補遺‥‥‥‥‥‥‥‥‥‥‥‥‥‥‥‥‥‥‥108
　［４］気血水の物質論──健康食品と化粧品の新しい時代がくる‥‥114
　［５］世界の中医学‥‥‥‥‥‥‥‥‥‥‥‥‥‥‥‥‥‥‥‥‥‥127
　［６］健康食品はどうあるべきか‥‥‥‥‥‥‥‥‥‥‥‥‥‥‥‥133
　［７］漢方薬の科学的説明の現状‥‥‥‥‥‥‥‥‥‥‥‥‥‥‥‥136
　［８］漢方の科学的説明の現状への追加付録‥‥‥‥‥‥‥‥‥‥‥145
　［９］随意系の補気の追加付録‥‥‥‥‥‥‥‥‥‥‥‥‥‥‥‥‥148

第４章　小菅先生の功績‥‥‥‥‥‥‥‥‥‥‥‥‥‥‥‥‥‥‥‥‥‥151
　（１）小菅先生の功績と21世紀医療における中医学の役割‥‥‥‥‥152
　（２）小菅先生が遺されたもの‥‥‥‥‥‥‥‥‥‥‥‥‥‥‥‥‥155

　小菅卓夫先生略歴‥‥‥‥‥‥‥‥‥‥‥‥‥‥‥‥‥‥‥‥‥‥‥‥160

はじめに

　元静岡薬科大学（現・静岡県立大学）学長の小菅卓夫先生は、中国伝統医学（漢方医学）を現代科学の言葉で説明するという難業に挑まれました。中国伝統医学の基本をなしている理論の一つ、気血水理論を現代の科学の言葉で説明することを試み、これを成し遂げました。

　これは偉業という他ありません。なぜなら、従来、中国伝統医学の理論を現代科学に則って解き明かし、西洋医学の言葉で明確に説明した例はないからです。そればかりか、それを本格的に試みた人さえおそらくいないでしょう。

　そして小菅先生は、気血水理論とその科学的解釈に立脚した、新しい漢方薬とも言うべき製品の開発を自分の任と認識されました。

　中国伝統医学の気血水理論によれば、気と血、水の三つの要件が満たされれば、私たちは健康を保てるし、病気を予防できます。小菅先生は、それらの要件を満たす最も強力な成分の発見に取り組み、気血水 a などの製品を開発しました。

　その業績は薬学界、医学界で大きな評価を受けています。

　小菅先生のこれら研究成果の一部は中国の中医学専門誌で発表されましたが、多くは私信の形で遺されています。また、講演もたびたびされており、その記録も遺っています。

　このたび、その業績を小菅卓夫論文刊行委員会として一冊の本にまとめて出版する運びとなりました。当委員会のメンバーの一人、大長孝雄氏は、小菅先生より、文献や講演録を保管するよう命じられていました。それらの資料を元に、メンバーの一人の東茂由が編集にあたり、同じくメンバーの一人、辻邦郎氏が監修を行いました。大長、辻両氏にとって、小菅先生は恩師です。

　これら論文や講演の内容は、科学の見方に立っていますが、想像

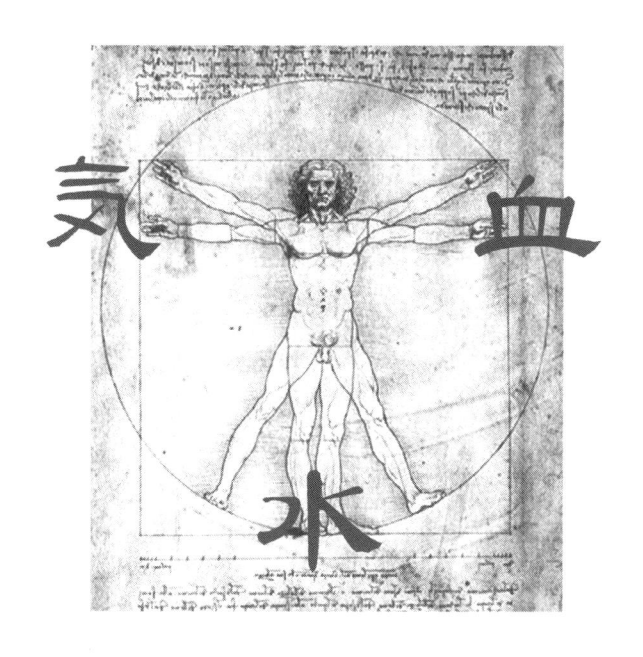

力も駆使しています。いずれも納得できるものばかりであり、先生がいかに真摯に研究に取り組んでこられたかわかります。

　大半は私信や講演であるため、内容が重複している部分が多々あります。また、研究の進展に伴って新しいことがわかるにつれ、同じテーマについて整理し直したものもあります。内容が重複している部分については、原文に忠実であることを重視し、削除するなどあえて手を加えることはできるだけ避けました。

　先生が遺されたこれら論文や私信、講演は、健康増進・病気予防や今後の創薬に関して、示唆に富んでいます。今後の医療界、薬学界に大いに役立つに違いないし、そのことを願っています。

　平成24年6月

小菅卓夫論文刊行委員会
東　茂由 記

【序章】

小菅卓夫先生が
たどった道

小菅卓夫先生がたどった道

　小菅卓夫先生は大正15年に島根県で誕生し、海軍兵学校、東京帝国大学医学部薬学科を卒業後、慶應義塾大学医学部勤務、金沢大学薬学部助教授をへて、昭和34年に静岡薬科大学（現在の静岡県立大学薬学部）薬剤学教室教授に着任されました。

　昭和42年、同大学製薬学科設立に伴い、新しく薬剤製造学教室（のちに薬品資源学教室に改称）を開講しました。薬学の分野では未知の世界であった、食品を加熱することにより生成する癌・変異原性物質を発見し、また駿河湾で食中毒を引き起こしたばい（巻き貝の一種）の中からネオ・スルガトキシン類を単離し、構造決定をした成果は近代薬学史上、類がない新しい方向性を示されました。

（1）『キャンサー・リサーチ』の表紙を飾る

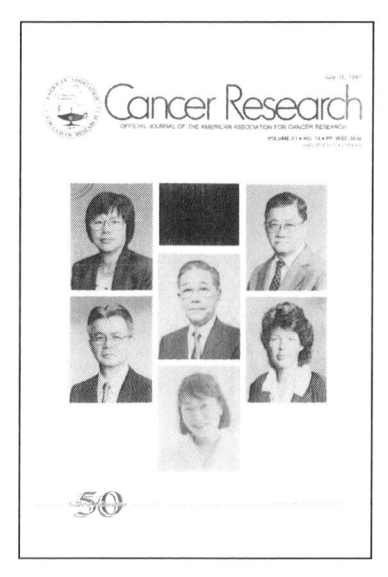

　癌・変異原性物質に関する研究は国内外で広く認められ、先生の顔写真がアメリカのがん研究誌『キャンサー・リサーチ』（1991年7月15日号）の表紙を飾ったこともあります。世界の7人のがん研究者の顔写真が同誌の表紙に掲載されていますが、その1人が小菅先生で、先に述べたような研究成果と功績が要約して紹介されています

(写真中央が小菅先生)。

　小菅先生が行ったこれら生物活性を持つ天然物研究に対して、日本薬学会の最高の賞である「日本薬学会学術賞」が昭和62年に授与されています。平成元年、学長として静岡薬科大学から静岡県立大学薬学部への移行という重責を果たされた後、以前から交流のあったニュージーランド・コースロン研究所に研究の場を移され、中医学理論の解明に没頭されました。

　小菅先生は、東京帝国大学の薬学科を卒業後、金沢大学在籍中にアメリカへ留学した経験があります。彼の地の医学の進歩に目を瞠り、現代医学の分野ではとてもかなわないと実感したそうです。

　静岡薬科大学では薬剤の開発を目指し、海外に研究に行ったりしましたが、アメリカで感じたのと同様、新薬の開発では現代医学の分野に勝てないと痛感したといいます。その体験と認識が後に先生を中国伝統医学に着目させ、その研究へと向かわせました。

(2) 漢方研究へ方向転換

　転機が訪れたのは、昭和47年に日本と中国の国交が回復してからでした。

　わが国では昭和30年代の初期、新薬による副作用が大きな社会問題となり、安全な薬剤の要求が興っていました。このような時期、漢方見直しの機運が高まっていました。

　その後、慢性疾患の治療を中心に漢方薬を使用する患者の数

は増加し、漢方ブームが湧き上がりました。そして昭和51年には漢方薬エキス顆粒剤が薬価基準に収載され、健康保険薬として認可されたのをきっかけに、漢方薬の需要はさらに高まりました。漢方薬は臨床の場で欠かせないものとなってきましたが、同時に科学的な根拠も求められ、昭和50年代には全国でいくつかの漢方薬研究機関が設置されました。

　静岡薬科大学でも、小菅先生をはじめ、林栄一教授などが漢方薬研究の必要性を強く感じ、研究機関の設置を静岡県当局をはじめ各関係方面に働きかけていました。その努力が実り、昭和55年4月に同大学に漢方薬研究所が付設され、小菅先生、林教授が同研究所教授を兼任することになりました。

　昭和55年2月、中国から、日本の厚生労働省に相当する省の副大臣や中国中医研究院中薬研究所の副所長、教授など4名が完成目前の漢方研究所を視察に来ました。中国は小菅先生に関する情報を入手していたようでした。

　当時、中国は、百年計画で薬を開発するプロジェクトを発足させようとしており、日本と中国で共同で創薬の研究をはじめることになりました。日中共同研究の趣旨は以下の通りです。

中薬の効果を表明する成分の分離に関する日中共同研究
　本共同研究は、中薬成分研究に関し、日中相互の特色を生かした研究態勢を確立し、その治療効果を十分に説明し得る成分を分離して、日中合作の新しい医薬品とすることを目的とし、併せて中医学の自然科学的解明に資することにある。
　静岡薬科大学漢方薬研究所は、中国、中薬研究機関内におけ

る中薬を基調とした新しい医薬品開発を効果的に実施し得る機構の確立及び整備に協力する。

中国衛生部は、当研究所における中医学の理念の把握を目的とした学習に対し、協力すると共に、中薬より分離された成分の中医学的、西医学的臨床データ集積に協力する。

小菅先生は昭和34年に静岡薬科大学に着任以来、天然物から有効成分を分類して新薬を開発しようと考えていました。しかし、多くの新しい活性成分は得られても、新薬の発見はすべて失敗に終わったそうです。その経験から、従来の生薬学、植物化学的な思想に、さらに中国伝統医学的な思想を加味すべきとの結論を得ていました。

中国との共同研究は、互いに人的交流をするなどして昭和61年まで続けられました。

抗腫瘍作用成分の研究、附子（トリカブト）の研究など、さまざまな研究がなされました。そして、この共同研究終結後は、漢方研究所に対して、以前から友好関係にあった中国浙江省から共同研究に協力してくれるよう申し出があり、これを了承し、再び中国と共同研究を行うようになりました。

この共同研究は期間は3年で、漢方研究所は6名の研究員を受け入れることにしました。研究のテーマは蜂花粉に関してでした。

この間、昭和60年には、小菅先生は漢方薬研究所所長を兼任されることになりました。

（３）漢方の気血水理論を科学の言葉で説明

　前述したように、小菅先生は天然物から有効成分を抽出して新薬を開発しようとしましたが、多くの新しい活性成分は得られても、新薬の発見はすべて失敗に終わっていました。その経験から、西洋医学と同じような新薬をつくろうとしたことが間違いだったと認識するに至りました。西洋医学の薬はすべて、単一の化学成分を特定し、これを化学合成します。

　新薬ということでは、西洋医学がすでにすぐれた薬剤を開発しています。小菅先生は、天然物である薬草から単一の有効成分を抽出して新薬をつくるという考え方は極めて効率が悪い方法だったと気づくとともに、創薬のための新しい哲学を持たないといけないと痛感したといいます。

　この間、前述しましたが、小菅先生は漢方薬研究所の所長に就任し、さらに61年には同大学学長の地位に就かれました。

　平成元年、小菅先生は静岡薬科大学学長を任期満了に伴って退官されましたが、それを機に中国伝統医学（漢方医学）全体の考え方を現代の科学の言葉で説明する研究を本格的に始めるようになりました。それは、創薬のための新しい哲学を中国伝統医学に求めたことでもありました。以前から思い、研究をしていたことですが、退官後本格的に取り組むようになったのでした。

　中国伝統医学には複数の理論体系があり、その全体は広く、奥が深く、複雑です。そして、個々の理論は難解です。しかも、中国伝統医学は易の思想や体系に基づいており、西洋医学とは根本が異なります。身体観や診断に関して元から違うため、両

者は基本から相容れません。哲学や用いる言葉も異なるのですから、一方の言葉で他方を説明するのはどだい無理な話でしょう。それは難業とも言えるでしょうが、その難しい研究に小菅先生は挑まれました。

中国伝統医学には、気血水理論や、陰陽五行論、五臓六腑理論、八綱弁証論などのさまざまな理論があります。

代表的な陰陽五行論は易の理論を基本にしています。陰陽五行論をはじめ、中国伝統医学の理論はどれもその理論の範囲内においては整合がとれていますが、現代科学に照らすと科学的ではない事柄があふれています。そのため、現代医学の観点に立つと、解釈や説明ができないことがたくさんあります。

けれど、中国伝統医学が病気の予防や治療に一定の効果があることは経験的に証明されてきました。特に、現代医学が苦手な慢性疾患に威力を発揮します。扶正（ふせい）という、西洋医学の薬にはない作用、効用もあります。

漢方薬に関しては、わが国では現在、生薬エキス製剤が広く使われています。健康保険の適用になっていて、漢方薬を用いる医師は全医師の約８割にも上っているとも言われます。

では、医師は漢方薬の作用や効用の仕組みについて、どのように説明しているのでしょうか。

漢方を多少でも勉強した医師の場合、どのように説明しているかというと、漢方理論と現代医学の両方から解釈を試みます。たとえば、疲労感については次のように説明します。
「漢方では、疲労感は気血水の不調和によってもたらされるととらえています。特に気は、血水を統合するエネルギーと考え

るので、気のアンバランスを立て直し、気を増強することが非常に重要です。加えて、血を補うことが必要です。この漢方薬は気と血を補う作用があるので、疲労感の解消に役立ちます」

漢方医学の気血水理論に立って説明しているわけです。

配合されている生薬の作用が現代科学で明らかになっている漢方薬については、その面から効用を説明する場合もあります。風邪に用いられる代表的な漢方薬に『葛根湯』がありますが、たとえば次のような具合に説明しています。

「葛根湯は、桂枝湯を基本にして、桂枝湯に葛根と麻黄を加えた漢方薬です。桂枝湯は虚証の薬ですが、この二つの生薬を加えることで実証向けの薬に変わります。葛根には、筋肉のけいれんを止める作用があるパパベリン様成分が含まれています。また、麻黄(まおう)の主成分は、セキを止める作用のあるエフェドリンです。

葛根湯は初期の風邪に対して威力を発揮します。最近では、抗アレルギー作用やインフルエンザの感染に対する作用なども確認されているようです」

「証」（症状・体質）の「弁証」（診断）に現代医学の観点を加えて説明をしています。

なるほど、葛根湯が効き目を現すのは実証の人に限ります。比較的体力が強い人が、ストレスなどから解放されてふっと気がゆるんだとき、寒さなどの病因（病気を引き起こす原因となる邪）が入り込み、風邪（感冒）を引きます。これが実証＋寒

証の風邪で、このタイプの風邪の初期に葛根湯は効きます。

　体を温めて、寒さ（寒邪）を汗と一緒に外に出し、症状を改善します。ですから、普段から比較的体力が弱い人に使っても、証が合わないので効果は期待できません。

　しかし、「最近では、抗アレルギー作用やインフルエンザの感染に対する作用なども確認されているようです」と現代科学の観点からの根拠を示されると、証に関係なく効きそうな気がするでしょう。

　以上、現代医学による説明と漢方医学による説明を比較しながら簡単に紹介しましたが、両者に整合性があるでしょうか。さほどあるとは言えないでしょう。漢方の医学理論が現代科学の言葉で完全に説明することができないから、こういう中途半端な、ご都合主義的な説明に終始してしまうのです。

　また、中国伝統医学の理論は抽象的でもあるため、研究者や漢方専門医個々によって解釈は変わってきます。それぞれが自分流の理論を持っており、証の見方（病気の捉え方）も微妙に異なります。結果的に、選択する漢方薬も異なることがあります。

　証は、体質や体調、症状の現れ方などを包括した概念で、同じ病気であっても、患者一人ひとりの証は異なります。漢方専門医は自分流の解釈に立ち、証を読んで、証に合わせた漢方薬を処方します。ですから、同じ病気であっても、患者によって用いる薬は異なる（同病異治）ことがあるし、違う病気に同じ薬を用いる（異病同治）こともあります。

　この点において、同じ病気には、同じ治療を施す西洋医学と

は大きく異なります。西洋医学が集団を対象とした医学であるのに対し、漢方はオーダーメード、テーラーメードな医学、つまり個人個人に向けた治療とも言われます。

さらには、前述したように、生薬エキス製剤は多くの医師が処方しています。漢方についてまったく知識がなくても、現代医学に基づいて処方できるようになっています。つまり、患者の証に関係なく、症状に応じて選び、処方します。しかし当然ですが、証が合わなければ漢方薬は効果を発揮しません。そのことは自明ですが、それには半ば目をつむっているわけです。

中国伝統医学を現代科学によって解釈し、説明するのはほぼ不可能だといってよいでしょうが、その不可能と思われる難業に挑戦したのが小菅先生でした。

（4）気血水理論を満たす処方を開発

小菅先生は中国伝統医学の理論を現代の言葉で説明する作業を続けた末に一定の答えを得ることができました。そして次に、自身が解明した気血水理論の現代科学的解釈を基本にして、気血水理論を満たす処方（薬）の考案に着手し、さまざまな製品を開発しました。

気血水理論を現代科学的に解釈した理論に基づいて薬剤を開発したわけです。このような理論に立った薬剤は世界で初めてに違いありません。

中国伝統医学にはたくさんの漢方薬がありますし、日本や韓国でも独自の漢方薬がつくられてきました。それらは気血水理論に立つと、気や血、水のどれか一つまたは二つに作用するも

のもあれば、三つ全部に作用するものもあります。さらには、他の作用を持っているものもあります。

気血水のいずれにも作用する漢方薬はあります。しかし、小菅先生がおっしゃっていますが、それらははるか昔につくられたもので、現代に照らすとその作用は強くありません。小菅先生は、現代に合う、作用がもっと強力なものを開発する必要があると痛感したのでした。

そして、それを実現したものが『気血水α』でした。これは薬剤ではなく食品として扱われています。このほか、その前段階としての『気血水β』をはじめさまざまな処方を開発されました。

小菅先生は、緑イ（胎）貝の研究でも功績を遺されています。

緑イ貝は、リウマチにすぐれた効果があることがわかっていましたが、その薬理作用については説明がなされていないままでした。これについても小菅先生は、気血水理論を科学の言葉で説明した理論に基づいて解明しました。

さらには、中国伝統医学の古典中の古典である『傷寒論』を小菅流に訳しておられます。

小菅先生は、平成18年に82歳で他界されました。しかし、その業績は受け継がれています。岡田研吉・玉川学園岡田医院の岡田研吉院長や三浦於菟・東邦医科大学医療センター大森病院東洋医学科教授は、小菅先生が開発した処方を臨床に用い、過敏性腸症候群や潰瘍性大腸炎をはじめさまざまな病気にすぐれた効果があることを確認しています。

【第1章】

気血水理論を現代の科学の言葉で解明

気血水理論を現代の科学の言葉で説明

小菅先生は「中国伝統医学（漢方医学）は、医学に関するすべての問題に対して解答を与える学問」であると理解し、「医学に関するすべての問題に対して、中国伝統医学には答えが用意されている」と喝破しておられました。

（１）漢方医学理論の難しさ

しかし、中国伝統医学の理論は、科学では割り切れない面があるため非常に難解です。
「その理解困難な中国伝統医学を知るための唯一、最短の手段は、数千年前の中国の言葉で表明されたこの医学を科学の言葉で説明することである」と小菅先生は考えました。

けれど、その内容のすべてを知ることは不可能と判断し、まず、その重要部分のみをピックアップして科学の言葉で説明することを試みました。具体的には、中国伝統医学のさまざまな理論のうち、気血水理論に的を絞って科学の言葉で説明することを目指しました。

そして、研究を重ねて、気血水を現代科学の言葉で説明するという難題を解くに至りました。

ちなみに、気血水理論では、気血水の３要素が過不足なく順調に全身を巡っていれば健康が保たれるし、一方、過不足が生じたり、それらの巡りが悪くなったら症状や病気が起こると考えます。

なぜ、中国伝統医学はわかりにくいのでしょうか。その理由

について、小菅先生は1994年11月10日の講演で、次のような見解を示されています。

　今まで中国伝統医学（漢方）の理論は難しいものだと思われており、わけのわからない説明がたくさんあった。私も40年近く中国伝統医学を勉強してきたが、そのほとんどは五里霧中、手探りで研究を進めるほかなかった。日本の著名な漢方医や中国研究院の教えも請うたが、やはり明確な答えが返ってきたことはなかった。
　中国伝統医学そのものがでたらめなのか、それとも、私自身、この問題に対する理解能力が不足しているのか。ずいぶん迷ったが、大学を退官してようやく、この問題をじっくり考え直す時間を持つことができた。
　まず、なにゆえ中国医学はわかりにくいのか、その原因を追及してみた。
　その原因の一つは、東洋の学問の伝承方法の特異性にある。東洋では学問は他人に教えるためにあるのではなく、自ら学び取るものとされてきた。そのためそもそも、わかる人にはわかるが、わからない人にはわからないものなのである。わかるためには、その学問をつくった人と同程度の努力、苦労が必要となるので、苦労してようやくわかったときには、その学問をさらに伸ばす余力など残っていない。
　中国伝統医学は今から1600年前までには完成したが、その後、本質的な進歩はない。その原因は、この学問の伝承方法の特異性と、東洋にはルネッサンスがなかったことにある。

いま一つ中国伝統医学が難解なのは、使用されている用語にある。たとえば、陰とか陽とかの言葉を表明するために数頁、数十頁に及ぶ説明がなされてきたが、それはかえって問題を複雑にしてきたと言える。

おのおのの言葉を思い切って、自然科学の一つの言葉に翻訳すること、これが中国伝統医学理解の近道であることに気づいてから私の理解は急速に進んだ。

（2）去邪扶正は、去邪を捨てるとわかりやすいものになる

中国伝統医学の治療の基本的な方法に去邪と扶正があります。去邪は病気の原因となっている邪をとり除くことによって病気を治そうとするものであり、扶正は不足している正気を補うことによって病気を治すというアプローチです。

中国伝統医学では、病気を起こす原因を「邪」ととらえています。邪が病気を引き起こすと考えます。邪の代表的なものが、寒、冷、暑、湿などの自然現象です。体が弱って正気が不足していると、邪に負けて病気になります。体が弱っていなくても、邪の力が強いために病気になることもあります。正気は邪に対する抵抗力であり、正気と邪はあくまでも相対的な関係です。

	去　邪 （病因除去）	扶　正 （正常保持）
中国の医学		
西洋医学		

去邪と扶正は一対ですが、実際に使用される漢方薬は、去邪、扶正それぞれの作用がある生薬を配合しています。
　難解な中国伝統医学を現代科学の言葉で説明するにあたって、小菅先生はまず、去邪、扶正について検討することから始めました。1994年11月10日の講演で、小菅先生は次のように述べています。

　日中国交回復直後に訪中し、北京の中医研究院で共同研究開始について3日間の連続討議を行った。その最後の日、中国側に対して、「中国伝統医学の本質は何なのかを一言で言い表していただきたい」という要求をした。
　その答えとして、研究所長が「去邪扶正」の四文字を黒板に書いてくれた。けれど、それは医学としては当然のことだと思っただけで、それ以上深くは考えられなかった。しかしその後も、なぜかこの四文字がずっと頭に残っていて、その20年後に中国伝統医学を見直そうと思い立ったときにも、まず、この四文字の検討から入っていった。
　その結果、「去邪」というのは邪を取り去ることで、現代科学の言葉として「病因除去」と表した。一方、「扶正」とは正しきを助ける、すなわち体を正常な状態に保つということで、これを「正常保持」と翻訳した。この扶正＝正常保持の考え方は西洋医学には少しもなく、中国伝統医学独特の考え方なのである。
　この去邪と扶正の二つを検討すると、病気の原因を取り除けば病気が治るという考え方は、実は西洋医学の基本的な考え方

そのものなのである。近代医学の祖、ルイ・パスツールは「病気にはおのおの一つの原因があり、その原因を取り除けば病気は治る」と述べ、これが西洋医学の基本となっている。

　西洋医学は、病因除去という面では大変進歩している。したがって、今さら中国伝統医学の助けなど借りる必要はまったくないに違いない。そう考えると、中国伝統医学の半分を占める去邪、すなわち病因除去は今ではまったく陳腐なもので、この部分を研究したり病気の治療に使ったりすることは意味がないということになる。

　今までの中国伝統医学の研究者は皆、基本的には自然科学、西洋医学を勉強した人であるから、どうしても、去邪の部分に目を向けがちである。このことから、これまでになされた数多くの漢方薬研究のほとんどは無駄なことだったという悲しい結論に到達せざるを得ない。その証拠に、この40年間に漢方薬から見つけた新しい薬（西洋医学の薬）は一つもない。

　それは、元々ないものを探さなければならなかったために、研究者がいろいろな屁理屈をこね回さざるを得かった結果とも考えられる。もし中国伝統医学の去邪扶正のうちの一方の去邪の部分をすっぱり捨て去ることができれば、難しいと思われた中国伝統医学も案外、わかりやすいものとなるかもしれない。そう考えたことによって、私の漢方研究の道は拓けてきた。

（3）気血水を現代科学の言葉で表す試み

　去邪を除外すると漢方医学はわかりやすいものになるのではないかと考えた小菅先生は、扶正に的を絞り、扶正に関わる用

```
       扶正（正常保持）

血 ──────── 気 ──────── 水
︙              ︙              ︙
︙              ︙              ︙
供給          機能          排泄
```

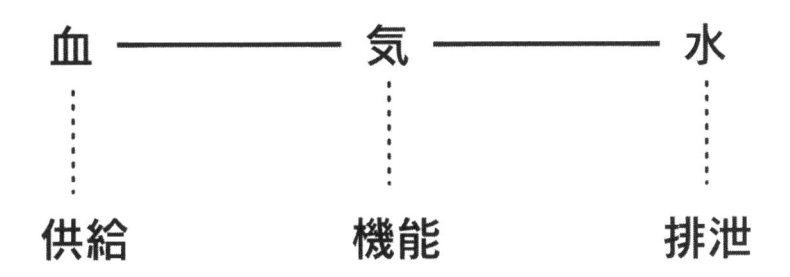

語を現代科学の言葉で説明することを試みました。それは、気血水理論の気・血・水について解き明かすことでした。

中国医学の気血水理論

　中国医学の基本理論の一つ『気血水』は、一般的にはどのように解釈されているのでしょうか。三浦於菟教授の著書（『東洋医学を知っていますか』新潮選書）から要約して紹介しましょう。

　それによると、気は、人体エネルギーまたは、そのエネルギーが働いた体全体の機能などと説明されます。気は、それ自体がエネルギーを持つものと考えられています。当然、人間も気から成るものとされています。肉体という物質もその活動も、気のおかげであるし、気とは生命力そのものなのです。

　東洋医学（中国伝統医学、漢方）は、物質と機能から生命を考えます。ですから、生命力を得るとは、（1）物質が養われ、（2）機能する力が与えられることにほかなりません。ところが、

気という言葉だけで生命力を解釈していくと、いちいち説明をつける必要が出てきます。「この人は、体に栄養を与えるほうの"気"の力が弱い」というように。

そこで、(1) 体に栄養を与えるほうを血、(2) 体を働かせる力・エネルギーのほうを気と分けて言うようになったのです。血は気から変化したもので、もともとは同じものです。このことは、本来、機能と物質の分離はできないことを表していると言えます。

中国伝統医学理論の血は、西洋医学の血液も含みますが、それよりももっと広い概念であり、生命を形づくる、そのエネルギーのもとと考えます。また、人間の体の中には多量の水分(津液)があり、体に潤いを与えていますが、これも血の中に含めて考えています。

気が全身を順調に巡っているということは、体の機能が順調に働いているということであり、健康が保たれます。一方、気が不足したり、気の巡りが悪くなって、どこかで滞っていると、症状が起きたり病気になったりします。気が不足した状態が気虚で、気が滞った状態が気滞です。

気血水のうち、もっとも重要なものが気です。三つのうち気がいちばん上位にあり、血は気の力によって巡っていると考えます。この巡っているという考え方は中国伝統医学の根本思想であり、巡っているのは血だけではありません。気も水も巡っているし、森羅万象すべてが巡っていると考えます。

血の巡りが悪くなったときは病気になりますが、これには二通りの状態があります。一つは血虚で、血液の量が少なくなっ

た状態です。もう一つは血液がどこかで滞る状態で、これを瘀血と言います。

　水は津液とも言い、唾液、胃液、涙、汗などを含めた体液を表します。水は血を構成する成分にもなり、血に含めて考えることもあります。水が不足した状態が陰虚で、水が滞った状態が水滞（痰飲）です。

　小菅先生は、1994年11月10日の講演で次のように述べています。

　扶正の考え方は西洋医学には少しもなく、中国伝統医学独特の考え方なのである。これは病気の予防、治療、回復に関連する重要なもので、幸い中国伝統医学はその目的を達成するための具体的な手段をも明解に教えてくれている。

　扶正、すなわち正常保持を達成するためには気血水という三つのことを整えればよいと教えているが、この三つも難しい言葉なので、自然科学の言葉に翻訳しなければならない。気は「機能」、血は「供給」、水は「排泄」と翻訳した。

　人体がこの扶正の力を完全に発揮することを人工的に扶助する手段を、中国伝統医学は「気血水」という三語で表現している。したがって、この気血水三語を科学の言葉で完全に解明することができれば、私たちは人体に自然治癒力を発揮させるための科学的手段を手に入れることができるのである。

　中国においても明代以降、中国伝統医学を科学の言葉で説明しようとする努力は続けられた。また、第2次世界大戦後、しばらくして中国は共産主義国家になり、気、血、水に対して

も新しい整理が行われた。新中国発足以来、その動きは活発になり、中国伝統医学に対して科学の言葉を用いた多くの新しい説明が加えられてきた。しかし、納得できる説明はなされていない。

　我々の日常生活に欠くことのできないものになっている自動車を例に挙げて気・血・水の説明を試みることにしよう。

　車はまず、車体が完全でなければならない。パンクすれば直し、バンパーが傷つけば取り換える。このように車体の故障を直すのが西洋医学に当たり、また、中国伝統医学の去邪＝病因除去に当たる。ところが、いくら高価で立派な車体があっても、車は動かなければただの飾り物にすぎない。

　どうしたら満足に動かすことができるか。人間の体で言えば、どうしたら健やかに成長し、日々満足に活動できるのか。それを考えるのが扶正＝正常保持なのである。西洋医学は静的な医学で、漢方医学は動的な医学といわれる所以はここにある。

　車を動かすにはまず、良質のガソリンが十分に供給されることが必要で、人間の体で言えば良質の血液が体のすみずみまで供給されなければならないが、中国伝統医学ではこの供給を血という言葉で表しているのである。

　ついで、供給されたガソリンは機関内に噴射され、電気火花で爆発させてシリンダーを動かし、車輪が回転して車が動く。人間の体で言えば、体の各部で血液がエネルギーとなって無数の機能が働くことによって成長し、活動することができるわけで、この機能が働くことを「気」という言葉で表しているのである。

さらに、機関内で爆発したガソリンは排ガスになるが、これを機関内に留めておくと次の爆発が起こせなくなるので、排気パイプから放出しなければならない。人間の体で言えば、血液がエネルギーとして使われた後にできる老廃物を尿や大便、汗などのかたちで体の外に排泄することであり、これを「水」という言葉で表しているのである。
　以上をいま一度整理すれば、良質の血液が体のすみずみまで滞りなく配られるのが「血」、その血液が働いて体内の全機能を動かすのが「気」、そして、そのときできる老廃物を体外に排泄するのが「水」ということである。ガソリンの供給から排ガスの放出までの工程のどの部分が働かなくなっても車は動かないように、人体でも血、すなわち供給、気、すなわち機能、水、すなわち排泄の三者が完全に整えられてはじめて正常な体が保持できる。
　西洋医学と中国医学の去邪、すなわち病因除去との病気に対する対応は、痛みに対して鎮痛剤を与えれば用量依存的に痛みを解消するように必ず目的が達成される。
　しかし、中国医学の扶正、すなわち正常保持に対する部分はそう簡単にはいかないのである。

（４）すべての漢方薬から去邪の部分を外してよいとの推論
　中国伝統医学では「証」を診断し、その証に合わせて漢方薬を処方します。証にピタリと合えば効果が現れ、効かなかった場合は証が合わなかったと結果的に判断されます。当然かもしれませんが、効くこともあれば効かないこともあり、この点に

おいて非常にあいまいで、このことも中国伝統医学が科学的ではないと見なされる理由の一つになっています。

　小菅先生はその理由を解剖し、さらには、すべての漢方薬から去邪の部分を外してよいとの大胆な推論をするに至りました。1994年11月10日の講演で概要次のように述べています。

　一般に漢方薬は、効くときは画期的な効果を現すが、効かないときはまったく駄目である。大きい効果を現す確率は多くて3割、平均して1割であることは、多くの臨床家が経験されていると思う。

　均等の効果が得られないという事実に対して従来は、患者の証を見誤ったためと説明されていた。しかし、証という言葉に対する科学的な説明がなされたことはなく、一種の言い逃れとして証をみるという言葉が使われてきた感がある。

　なぜ、このようなことが連綿と続いてきているのだろうか。

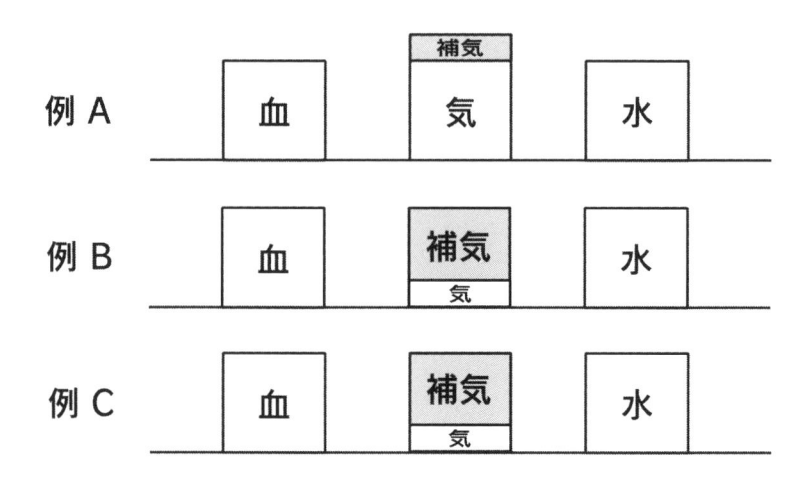

再び、自動車を動かすことを例にとってそのことを考えてみよう。

　最初の例（Ａ）は、気、血、水のすべてが正常な状態で、自動車にたとえるとガソリンの供給が順当で、エンジンの作動も良好、排ガスの放出も理想的な状態である。差し当たりその必要はないが、仮に遊び心でスパーククラブを取り換えるとしよう。

　この状態を人に当てはめると、たとえば、人参を投与し、少し効果があるにしても、画期的な効果は現れない場合が相当する。なぜ画期的な効果が現れないかと言うと、扶正＝正常保持とは、体を正常な状態に保つことで、それ以上でもそれ以下でもなく、原則的にはまったく変化を与えないはずだからである。これは、理想的な状態の自動車では、新しいスパーククラブに取り換えても多少走りがよくなることと同じ結果である。

　次の例（Ｂ）は、血と気とが正常な状態を外れているとき。自動車でいえば、燃料パイプが詰まり、スパーククラブの作動も不規則だが、排ガスの放出だけが順当な状態である。

　ここに前例と同じく、人参などの補気の作用のあるものを与えたとする。自動車で言えば、スパーククラブだけ新しいものに取り換えたときに当たる。このときも、少しプラスの影響を与えるだけで、大きい効果は現さない。なぜなら、気と水の二つは正常になっても、依然として血は不足し、正常な状態を外れているからである。これは、自動車でガソリンのパイプが詰まり、スパーククラブが傷んだとき、スパーククラブだけを新しいものにしても車は満足に走ることができないのと同じ結果

である。

　第三の例（Ｃ）は、血と水は正常で、気のみが正常状態を外れているときで、これは自動車で言えばスパークプラグだけが不良で、その他は問題のない状態である。ここで、補気の作用のあるものを与える。つまり、新しいスパーククラブに取り換えたのと同じ状態をつくったとする。その結果は、気、血、水の三者が完全な正常状態を確保されたことになり、あたかも与えられた補気の物質、たとえば人参などに驚異的な作用があると誤認されるようなすばらしい効果を与える。

　以上の三種の例の認識に基づく漢方薬の本質に関する理解は、漢方が抱える証の問題に対して一つの答えを与えることが可能になった。

　すなわち、漢方の証をみるという言葉の扶正、すなわち正常保持に関連する意味は、気、血、水の三つの項目の中で何が正常で何が不正常かを、患者の体外に現れる各種の現象、徴候から推察することと理解できる。

　去邪、すなわち病因除去の部分に関しては、西洋医学にすぐれた診断法が準備されている。去邪について証をみる必要は完全になくなったということを考えれば、証をみるということは気、血、水の３項目をみることになる。具体的には、次のように整理される。

　例（Ａ）に対しては、漢方薬を使う必要はまったくない。例（Ｂ）に対しては、血と気とに関連した二つの生薬を含む処方が必要で、例（Ｃ）に対しては、気に関連した生薬のみを含む処方が必要。

漢方薬が画期的な効果を現すのは、この原則に合致した処方が使用された例（C）の場合で、ほとんど効果を現さなかった多くの場合は例（A）か例（B）のような場合と理解できる。

　このように推論してくると、たいへん恐ろしい結論が待ち受けている。それは一つには、漢方の処方から去邪、すなわち病因除去を目的とした生薬はすべて除いてよいということである。また、もう一つは扶正、すなわち正常保持に関しては、少しの経済的損失を容認すれば、いちいち患者の証をみる必要はなく、気、血、水の三種が全部揃ったただ一つの処方でよいということである。結論としては、現在許可されている 150 種以上の漢方製剤もただ一つの新処方で置き換えられることになる。

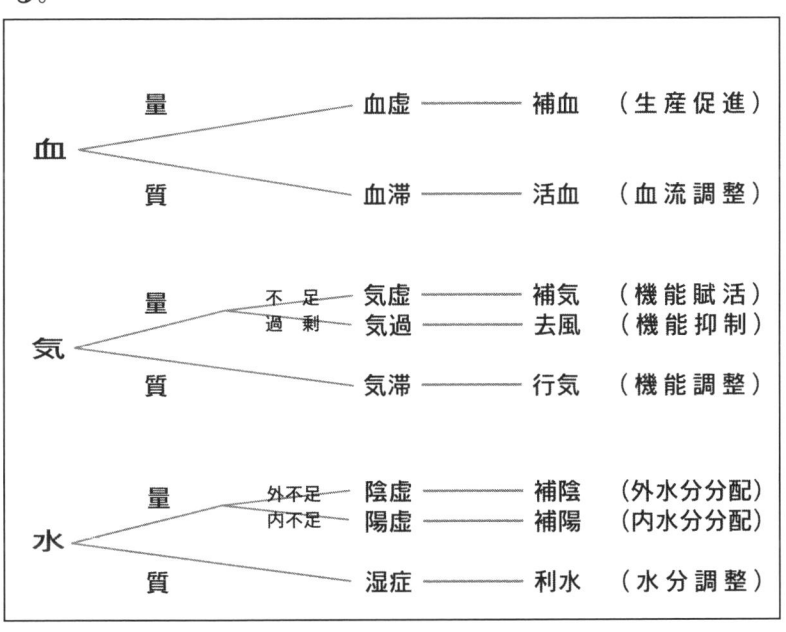

血	量		血虚	補血	（生産促進）
	質		血滞	活血	（血流調整）
気	量	不足	気虚	補気	（機能賦活）
		過剰	気過	去風	（機能抑制）
	質		気滞	行気	（機能調整）
水	量	外不足	陰虚	補陰	（外水分分配）
		内不足	陽虚	補陽	（内水分分配）
	質		湿症	利水	（水分調整）

この結論はあまりにも飛躍し過ぎているが、漢方薬のはるかかなたに設定されている一つの姿として興味あることである。

　私はその方向に向かっての第一歩を踏み出してもよいときが来たと思うが、その前にやることがある。課題は、中国医学、漢方薬の持つ致命的な欠陥を改めることである。

　それは使用されている素材の問題で、その一つは、漢方薬に使われている生薬は1600年前までに選択されたもので、その後ほとんど進歩していないことである。もう一つは、素材のほとんどが植物を乾燥しただけのものであり、しかも有効性に関する科学的な保証が乏しいことである。

　したがって、中国医学で使用されているすべての素材を、その効力が科学的に保証された純粋で強力な化合物に置き換えなければならない。その方向に関しては一定の認識と計画は持っているが、ここでは省略したい。

（5）気血水についての科学的考察

　以上のように小菅先生は、中国伝統医学の扶正という概念と気血水理論を科学の言葉によって定義しました。そしてさらに、気、血、水に関してそれぞれ、生理学、解剖学的に明らかにしていきました。小菅先生は、『気血水 α の開発史』(2004年2月20日)において、概要次のように述べています。

　気血水の中でいちばん重視されているのは気であるが、今までは、自律神経系に支配された人体の機能のみが科学の言葉で説明され、それが気のすべてとされていた傾向がある。

西洋医学においては、各種内臓の不調に対しては、個々の内臓疾患に適した医薬品を当てるのが原則である。

　一方、中国伝統医学（漢方医学）においては、まず扶正として各種内臓の働きなど自律神経系に支配されている機能すべてを賦活し、または調整する力を持つ生薬を含む処方で対応し、次に去邪として各種臓器個々の問題に対応することを原則としているようである。ただし、これは二種の処方を用いるのではなく、通常、一つの処方に二つの目的を持たせている。

　各種臓器の働きを同時に賦活するなど、一見科学的に考えれば不可能なことのように思われるが、自律神経系の発令源である延髄その他の脳機能を賦活または調整する力があれば、その支配下にある各種臓器機能等はその指令によって機能を発揮するはずである。だから、各種臓器を個々に同時に働かせたように見えるのである。

　中国伝統医学の世界では、理気または補気の生薬がこのような仕組みで内臓等の機能を同時に発揮させるという推定はすでに広く認められたことなのかもしれない。

　このように従来、中国の医学界で科学の言葉で説明されたのは自律神経系の機能だけであった。

　しかし、人体は自律神経系の機能だけでなく、無数の各種機能によって動かされているはずである。このことから、気血水の「気」は、自律神経系の機能だけでなく、「人体に存在するすべての機能」と定義するのが科学的表現であろう。

　次に「血」は、血液と血管から成っている。血の目的とするところは、人体各部で発揮される機能の原動力となる素材を滞

りなく供給することである。したがって、血とは、良質の血液生産（補）と、血管によるその血液の体内各部への配送（活血）であり、配送の原動力は心臓における加圧と血管の弾力性にある。心臓から送り出される血液量はほぼ一定であるから、体内に送られる血液の総量は血液の流速に大きく左右される。

そのため、活血薬は血管の弾力の増大をはかるとともに、その流速が増すことによって、血管内の障害のもととなる血栓などの生成を抑え、またはそれを除去する作用を持つものが多い。

最後の「水」は、体内水分として細胞内液、細胞間液などの人体の重要な構成成分であるとともに、汗、呼気、尿などのかたちで、体内での各種機能発揮の結果生じる老廃物を排泄するという重要な役目を持つ。そのことはすでに中国伝統医学において認められていたと思われ、私も老廃物排泄の手段としての水の重要性について強調したこともある。

（6）人体機能の発揮と原動力となる物質の供給について

私たちの体のエネルギーの元は栄養と酸素で、これらを材料として細胞のミトコンドリアでエネルギーを産生します。そのためには、栄養と酸素が体のすみずみの細胞に送られる必要があります。細胞は血管を介して酸素と栄養素を受け取ります。現代医学では概略、以上のように説明されています。

一方、中国伝統医学では、人体が活動するための物質とその機能を「血」という言葉で表しています。
「人体という構造が生き、成長し、活動するために不可欠なことは、この構造物が備えるすべての機能が充分にその力を発揮

することであり、機能を発揮するためにはそのための原動力となる物質の不断の供給が必要となる」と小菅先生は述べ、それに対する西洋医学と中国医学の違いについて、『中国医学の言葉を使わない―中国医学に含まれる科学の説明』（1999年3月1日）において、次のように論じています。

　科学とは、物質という観点から説明できる物事の実質である。
　人体という構造が生き、成長し、活動するために不可欠なことは、この構造物が備えるすべての機能が充分にその力を発揮することである。機能を発揮するためには、そのための原動力となる物質の不断の供給が必要となる。機能は体中で発揮されるので、それに必要な物質は体中に効率よく、かつ十分に供給されなければならない。
　その供給は二段階で行われるが、第一段階では、心臓から送り出された血液が大小の血管を通って体中に供給される。この供給が順調に行われるためには、心臓から血液を送り出す圧力が十分であり、通路となる血管が十分な径を持ち、また、血流を妨げる障害物もないという条件があれば足りる。
　この問題に関しては、西洋医学においても部分部分で研究され、個々の対応も一応つくられている。一方、中国医学はこの問題を全体的に把握し、一つの対応でほとんどの問題を解決できる道をすでに確立している。この両医学の対応の違いは何に由来するのか。西洋医学では発生した個々の障害を取り除くことに集中し、中国医学では障害の発生しない正常な状態に返すにはどうするかを考えるところからきている。

第一段階に続く第二段階は、血管のない部分、すなわち組織や漿液への機能発揮に必要な物質の供給である。組織や漿液の部分は、血管部分よりもはるかに多くの体積を占める。これらの部分への供給は、血管を通じての供給よりもより重要と考えられるのに、西洋医学がこの問題を具体的に検討した事実はほとんど認められない。

　中国医学では、この供給が血管から周囲の組織、漿液に渡される水分によって行われるとしている。体が外部と接するあらゆる部分で水分は体外に放出されている。ところが、失われた水分は補給されなければならないので、体の内部から外部に向かっての水流が形成されている。血管から周囲の組織、漿液に渡される水分には機能発揮に必要な物質が溶け込んでいるので、必要物質はこの水流に乗って血管のない部分にも滞りなく十分に補給されることになる。中国医学は、自然の水流に頼るだけでなく、この水流を速度的かつ量的に促進する機構があることを指摘している。

（7）何が水流を促進するのか

　では、何が水流を促進するのでしょうか。それについて小菅先生は、『中国医学の言葉を使わない―中国医学に含まれる科学の説明』（1999年3月1日）で次のように推論しました。

　推定されるのは体内の糖の量である。そのことは、体中の糖量が増加する糖尿病患者が、体内水流の促進の結果である多尿となったり、体内水流の促進も関連する下痢を起こす大黄やセ

ンナのような瀉下剤が血中の糖濃度を上昇させる事実などから容易に推定された。

　それが糖が作用するメカニズムを追求することによっていっそう確からしさを増してきた。糖分子はその周囲に大量の水を集める性質がある。糖分子を井戸から汲み上げる手押しポンプと想定すれば、容易にそのメカニズムを理解できる。このポンプが近辺の水を汲み上げ、体内に存在する内から外に向かっての水路へ流すことによって水流が形成される。

　糖分子の増加、すなわち糖ポンプの増加は大きい水流の形成につながるのである。本来、多量の水分で構成される血液においては、血中糖濃度の上昇はさしたる水分の量的変化は与えない。しかし組織、漿液においては、それらの部分での糖量の上昇は水分増加として現れてよい。

　先に述べたように、水流量の上昇という物理的効果は、その水分の中に含まれる機能発揮に必要な物質の量の増加という生理的効果をもたらすことになる。

　体内の糖量は、糖尿病の場合のように、糖分解を阻害することによって消極的に増加することはよく知られている。一方、積極的に体内の糖量を増加するメカニズムがあるかどうか。その答えは、中国医学で実用されている体内水流増加作用を有する薬草の有効成分を整理することによって浮かんできた。

　中国医学でこの目的に使用される薬草は数十種に及ぶが、それらの中に含まれる約20種の既知の化合物が有効成分であると推定される。これらの化合物の構造活性相関を調査したところ、いくつかの例外を除き一定の相関があることが認められた。

その結果、理想的なモデルとして現れたのがエストラジオールである。女性ホルモンのエストラジオールがラクターゼの活性を上昇させることはよく知られているが、ラクターゼ活性の上昇は自動的に体内のガラクトース量の上昇につながる。

　中国医学が指摘した体内水流増加作用を有する薬草の有効成分と推定される化合物の中で、ある種のフラボンとイソフラボンには女性ホルモン作用があることがすでに証明されている。その他の化合物も、そのほとんどが女性ホルモン作用を有し、結果として体内のガラクトース量を上昇させて体内水流増加作用を発揮させていると推定される。今までに得られた状況証拠はこの推定を支持しているが、最終の答えはこれら化合物に女性ホルモン作用があるかどうか、または血中ガラクトース量を上昇させるか否かを調査すれば得られる。

　エストラジオールをモデルとする構造活性相関を外れた科学構造を持つものとしては、大黄やセンナなどに含まれるアントラキノン類などがある。これらの例外をどのように処理するかを苦慮しているとき、唐辛子に含まれるカプサイシンが体内でカテコールアミンを生成するというニュースが入ってきた。

　カテコールアミンの代表であるアドレナリンが体内グリコーゲンを分解してグルコースを生成することはすでに知られている。ただちに文献を入手して検討してみると、カプサイシンが血中グルコース濃度を上昇させることがすでに証明されていた。

　唐辛子が強い発汗作用を示すことは、これが体内水流増加を有する有力な証拠である。ここで、体内水流増加作用を促進する糖として、先のガラクトースに次いで新しくグルコースが浮

かんできた。

　体内でのアドレナリン生成は、カプサイシンのような辛味成分に限らず、精神的刺激も含めて多くの種類の刺激によって促進される。

　アントラキノン類は苦みと刺激作用を有することが知られている。このことから、カプサイシンと同様にアドレナリンを生成し、結果として体中の糖量を増加して体内水流を増加させることが容易に推定できる。

　また、刺激という観点から、多くの苦みあるいは酸味も、生成量は別にして体中の糖量を増加させることが考えられる。これらについても、血中のグルコース濃度の上昇を指標とした確認試験を実施する必要がある。

　体内水流増加作用を有する糖としてのガラクトースとグルコースとが浮かんできたが、中国医学に現れる薬草の作用のメカニズムとしては二つの糖のいずれかの生成で説明可能と推定している。ガラクトースとグルコースは、一個のＯＨ基だけが立体的に反転している極めてよく似た糖であるが、体内での行動は大きく異なる。すなわち、グルコースは体内各所で利用され分解されるが、ガラクトースは肝臓以外では分解されない。したがって、グルコースの効果は約１時間と推定されるのに対して、ガラクトースは長時間その効果を発揮すると推定される。

　以上で、人体が生きている証しとして最も重要な事項である体内機能の発揮とそれに伴う必要物質の供給の科学的説明が完了したが、中国医学はこれらの事実を1000年以上前に認識していたことは驚くべきことである。さらに、中国医学はこれ

らの認識にとどまらず、おのおのに対する具体的な対応を実施してきた。すなわち、体内機能の発揮を促進する薬草としては朝鮮人参をはじめ10種以上の薬草を、血管を通じての機能発揮の必要物質の供給を促進する薬草としては川芎をはじめ30種以上、また、血管のない組織や漿液での必要物質の供給を促進する薬草としてはサルノコシカケをはじめ50種以上の薬草を準備している。

このように、中国医学はそのままでも大きい力を発揮し得る医学であるが、このたびその一部の科学的説明を完了したことは今後の医学の新しい発展を保証するものである。科学的説明があるということは、科学的な発展を図ることを可能とするもので、近世の科学を利用した多くの発展に見られるような劇的な発展が期待できる。

時あたかも西洋医学に新しい動きが生まれているが、それは病気の予防、自然治癒力の増強、病後の回復を目指したものである。

中国医学で用いられる素材は植物や動物をそのまま乾燥しただけのものであるが、西洋医学では純粋な化合物が要求される。中国医学に用いられる薬草の含む成分で、機能発揮の促進物質、血管を通じての化合物についてはすでに報告されている。

また、中国医学の一部に対する科学的説明の応用展開は、ただ単に医療にとどまらず、医学の関連する分野である食品科学、化粧品科学などにも画期的な進歩をもたらすことが断言できる。

（8）新しい作用の気の存在を確認―気は随意系にも作用する

　中国医学では、気の巡りが悪くなって気が停滞した状態を気滞、気が不足した状態を気虚という言葉で表しています。停滞した気を巡らせるのが理気で、不足した気を補うのが補気です。前者には理気薬を、後者には補気薬を用います。

　先に紹介しましたが、小菅先生によると、気の作用について、従来は自律神経系の機能からのみ説明がなされていたそうです。ところが気には随意系の作用もあると、小菅先生は推測するに至りました。小菅先生は、『気血水α開発史』（2004年2月20日）で、概要次のように書いています。

　従来の中国の伝統医学において、自律神経系の機能に関する理気、補気は科学的観点からも見事にまとめられている。ところが、自律神経系の機能に対比する随意系などの人の意志にしたがって作動する随意系の機能とも言うべき今ひとつの機能についてはほとんど触れられていない。

　このことに長い間、奇異の感を持ち続けていたが、ある出来事を機に随意系の機能に関する気を科学的に明らかにできた。

　きっかけは、知人の一人が数年前、うつ病になったことにあった。従来、うつ病は不治の精神病と誤解されていたこともあり、本人もつらそうであった。中国医学の助けを借りて治そうと私も手助けをしたが、いずれの試みも失敗し、私も半ばあきらめかけていた。

　発病から3年たった頃には、日常の生活も活力を失う状態になっていた。そのため、うつ病を治す目的ではなく、せめて

健康な日常生活に近い生活を送らせたいと願うほど、私も消極的な対応しかできなくなっていた。日々の体力だけでも十分な状態に保ってやりたいと願って、体の燃料となる血中ブドウ糖を上昇させることを思いついた。

　ちょうどその頃、「食品中の辛み成分がアドレナリンの分泌を促進し、アドレナリンによって体内グリコーゲンを分解してブドウ糖とする」という報告が京都大学で発表された。辛み成分としては唐辛子に含まれるカプサイシンが代表的であるが、刺激が強すぎるし、中国伝統医学の素材としては詳しく調査されていなかった。そのため、中国伝統医学でよく用いられるウコン（鬱金）の成分であるクルクミンに着目した。クルクミンは、カプサイシンとよく似た活性中心を持った成分で、黄色で着色も薄く、用いやすい素材である。

　手元に『気血水 2000』という健康食品があったので、それと粗クルクミンを錠剤にしたものを彼に数日間服用させた。また、彼の友人にうつ病の人がいたので、その人にも同様に服用してもらった。

　気血水 2000 というのは、私が指導して開発した製品で、気血水三者のうち血と水に関する生薬有効成分だけを含有させたもので、体調を整える力が強いと一部の人たちに喜ばれ、愛用されていた。気血水と称しながら、血に属する生薬の有効成分と水に属する生薬の有効成分だけで構成されていて、"気"を含んでいない。気に属する生薬を外した理由は、従来の中国での気に対する説明が自律神経系の機能のみを目指しており、今一段の解明の必要性を感じ、気を加えた健康食品の開発をた

めらったからである。

　それまで私の知人男性は、気血水2000は服用せず、沖縄にいた友人の勧めで時々、ウコン健康食品を大量服用していた。一方、彼の友人は、逆に気血水2000は発売当初から常用していたが、健康食品としてのウコンは用いたことがなかった。

　したがって、気血水2000とウコン・クルクミンの併用がうつ病に効果を表すことなど夢想だにしなかったが、それは当然であろう。

　ところが、彼らが服用を始めて1週間を過ぎた頃と記憶しているが、知人男性から電話があり、一昨日、突然世の中が明るく感じられたという。

　それによると、服用を始めて1週間ほどたったある日、眠気を覚えた。眠りについたところ丸一日熟睡し、目が覚めた時には極度の疲労感に襲われた。そこで、クエン酸6gと糖分をとった。クエン酸と糖分はスポーツマンが激しい運動で疲労した時に用いるものとして知られている。

　すると疲労は回復し、目下快適な感じで、病気中に行きたくてもどうしても行けなかった馴染みの店に行くことができた。また、以前は親しい友人に連絡を取りたいと思っても電話をできなかったが、それが親しい友人数人に電話をすることができ、病気が治ったことを告げることができた、と報せてきたのだった。彼の友人も、同じように心が明るくなり、うつ状態を脱したとのことだった。

　私の知人はその後、3カ月、半年、1年を経ても良好な状態が続いた。先日、彼の主治医に会って確認したところ、1年間

闘病を見守ってきた結果、今年6月、全快したことを本人に伝えたとのことであった。これによって、気血水2000とウコン・クルクミンの併用がうつ病を治したことは確実になった。彼の友人も全快したとのことだった。

　なお、この臨床例がきっかけで、その後、気血水2000とウコン・クルクミンを配合した『気血水α』を開発することになった。

カプサイシンの化学構造式

クルクミンの化学構造式

血管のない体部分での必要物質の供給（水）のメカニズム

　血管がない部分での体内水流を促進する因子が糖であること、さらに糖を動かす原動力が何であるかについて、小菅先生が「私信」にまとめられた以下の文章があります。

水分移動を促進する物質が糖であることの四つの根拠（事実）

　血管がない部分での水分移動を促進する物質は何か。それは糖であることが次の四つの事実によって強く支持される。
（1）蜂蜜とレシチンとを混合した化粧品がかつて存在し、皮膚に十分な水分を保たせることによる卓越した美容効果を示した。
（2）ブルガリアに蜂蜜と卵黄とヨーグルトを混合した化粧料が民間伝承として存在し、良好な皮膚保水効果を与えている。
（3）ブドウ糖を加えた湯に入浴すれば強い発汗効果があることを確認している。
（4）瀉下作用、利尿作用を持つ大黄やアロエは、血中の糖の量を上昇することが確認されている。
　我々は必要物質の供給（水）を促進する生薬成分50種を推定しているが、これらが高い確率で血中糖濃度上昇作用を持つことが立証できればこの推定はさらに強く支持されるであろう。

糖の持ついかなる力が水分移動の動力になるか

　水分移動を促進する物質は糖であるとの推定は一応成立したが、次には、糖の持ついかなる力が水分移動の動力になるかを

知る必要がある。糖と水との間に働く力としては、糖がその分子の周囲に水を集める力、すなわち吸水力が浮かんでくる。この力が内から外への水分の流れに加わることによって水分移動が促進されることが考えられるが、詳細に関してはさらなる究明が必要であろう。

　もしこの推定が正しければ、水分を自分の周辺に集める力のある物質は糖と同じく水分移動を促進するはずである。水分移動の促進が皮膚の保水として現れるとすれば、吸水力のある尿素および燐酸塩がともに皮膚保水を目的とした化粧品素材である。また、両者を含むウグイスの糞が効果のある化粧料として民間伝承されているなどの事実があることは、糖の吸水力を水分移動促進の動力源とする推定の根拠となる。

　水分の体内移動促進メカニズムをまとめれば、体内での糖生産を促進する物質が働いて糖を生産する。体内での糖生産は人体各部で行われ、生産された糖は吸水力を発揮して水分の体内移動を促進するということになる。

　大量の水分を必要とする皮膚、腸管などの体外と接する部分では、特に多くの糖生産が行われている可能性があるが、その確認は今後の重要な課題である。人為的に水分の体内移動を促進するためには、糖生産を行う物質を内用するか、あるいは糖生産を促進する物質か、または糖自体を皮膚、腸管などから外用によって適用するかである。

　ただし、内用による場合には、その物質の体内での分解を考慮し、外用による場合には、その物質の体内への浸透の難易を考慮する必要がある。

【第2章】

気血水理論に基づく処方の開発

気血水理論に基づく処方の開発
（1）気血水それぞれの物質の開発に向けて

　中国伝統医学では、気血水の量が過不足なく、しかも順調に巡ることによって、健康が保たれ、病気を予防できると考えます。そして、それぞれの過不足や巡りの異常に対して、それを改善する薬があります。気が不足していれば補気薬を、気の巡りが悪ければ理気薬を、血が不足していれば補血薬を、血の巡りが悪ければ活血薬をという具合に用いることによって、気血水全体を整え、健康を取り戻そうとします。

　中国伝統医学で用いる漢方薬は、植物などの天然物を丸ごと使った生薬を数種類から多い場合は十数種類配合しています。それら生薬は、補気作用があるもの、補血作用があるもの、活血作用があるものなどさまざまです。いろいろな作用がある生薬を組み合わせることによって、気血水それぞれの異常に対応できます。

　しかし、気血水に対する作用について、生薬に含まれるどの成分が働いているかはわかっていません。これまで、その研究はなされなかったのです。小菅先生は、天然物に含まれる特定の物質にそれらの作用を求め、その研究に取り組まれました。研究途上の段階でしたが、1994年4月に行った講演でそれらの成分についても言及しています。先の項と一部重複していますが、第7回皮膚薬物生理学研究会フォーラムでの講演『中医入門』（1994年11月10日）を抜粋して紹介します。

補気＝「機能復活」

　人体では消化機能、脳の機能、運動機能など数限りない機能が働いているが、これらの機能が低下したとき、これを賦活するのが補気、すなわち機能賦活である。

　中国医学は、これらのたくさんの仕事を人参などただ一つの生薬がすることができると断言している。そんなことが実際にあるのか、長い間、疑問を持ち続けていた。たとえば、人参だけ使って疲労に対する効果を調べても、よいときもあり、まったく効果のないときもありで、あまりはっきりしない。そこで、強い活血＝血流調整の作用を持つ物質を人参に添加し、確実に効果を現す確率の高い製剤を試作した。

　このように、確実に効果を現すようにしておいてから、一つのものが多くの機能を賦活することが可能かどうかの検討を始めた。たとえば、睡眠薬を飲んだ翌朝にどうしても頭がすっきりしないとき、この人参製剤を飲めば、間もなく、それこそ目の覚めたようにすっきりした気分になり、すぐに仕事がはじめられる。

　また、私は研究船で時々海に出ることがあるが、少し海が荒れるとたいへん疲れ、動き難くなる。そのときにこの人参製剤を飲むと、すっと疲れが取れて若い人と同じように動けるようになる。他に人参には消化液分泌機能を賦活する作用があることは、動物を使った実験で証明されている。

　ここで、少なくともある種の臓器の機能と、脳の機能と、運動の機能とをただ一つの生薬が賦活することが可能らしいということが判明したわけである。中国医学が述べているように、

一種の物質が数多くの機能を賦活することはあり得ることではないかという考えに傾いている。

　補気＝機能賦活の作用をみる動物試験は、偶然が幸いしてつくられた。中国に三七人参という生薬がある。これは止血作用を持っているが、その止血成分の分離の研究をしたことがある。動物試験は、マウスの尾静脈を切って、そこからの出血が止まるまでの時間を測定する方法で行った。これを指標として、止血成分を分離し、一種のジペプタイドであることを証明した。

　ところが、この研究を担当した学生が、同じ人参だからと思ったのか、いたずらに朝鮮人参を使ってこの動物実験を行い、朝鮮人参では尾静脈を切っても血が出なかったと報告してきた。

　ずっと後になってこの報告を思い出し、これはもしかしたら、補気＝機能賦活と関連する動物実験になるかもしれないと思った。そこで、尾静脈を切る代わりに尾の先端数センチを切断し、そこから一定時間に出る血液を吸光度測定で定量する出血量測定の動物試験法をつくった。そして、補気＝機能賦活作用を有するものとして分類されている生薬で、当時入手可能だったものについて調べた。すると、すべてがプラスの結果（出血抑制）を与え、逆に他の作用に分類されている生薬はすべてマイナスの結果が出た。

　なぜ、そうなるのか、ある想定はしているが、その理由は別にして、とにかく、この尻尾切りの動物実験が補気＝機能賦活を知る一つの手段であるのは間違いなさそうである。この動物試験を使った補気生薬からの補気＝機能賦活の成分の分離にも

成功している。

たとえば、朝鮮人参の有効成分は、多くの人参サポニンの中でジンセノサイド Rb_1、Rb_2、Rc の3種であること、竹節人参では20種以上あるサポニンの中でチクセツサポニンⅢのただ一種であることなどを明らかにした。面白いことに、有効なサポニンはジオールタイプに限られ、トリオール、テトラオールタイプのサポニンには効果がない。ネズミの尻尾をちょん切るのは可哀想なので、今ではネズミに車の輪の内側を走らせる運動量抑制試験に切り換えている。

最も強い補気＝機能賦活の作用を持つ生薬は麝香であるが、ワシントン条約に関連して麝香は使えなくなるので、目下、その補気＝機能賦活の作用のある成分本体の分離を急いでいるところである。

補血＝「生産促進」

強力な補血、すなわち生産促進の作用のある物質を天然物から見つけることは目下、ほんとうに有効な薬のない肝臓疾患の新しい治療薬につながる可能性もあり、大事なことである。しかし残念ながら、当帰など補血作用がある生薬はたくさんありながら、その有効成分の本体が分離されたことはない。

この問題を解くためには、肝細胞の破砕を中心にした従来の動物試験法ではなく、補血＝生産促進の考えに沿って、肝臓での必要物質の生産が十分であるかどうかをみる動物試験法をつくることが先決であろう。

活血＝「血流調整」

　肝臓で生産された物質は血液に移され、その血液によって人体の各部に滞りなく配送される。ところが、その輸送経路である血管が詰まって、そこから先には必要物質が行き渡らなくなることがある。特に末梢の毛細血管は径が小さいため詰まりやすく、一度詰まると、その毛細血管によって養われている細胞は死んでしまう。

　太い血管の詰まりは各種の循環器疾患を起こすが、そうなる前に、体中に張り巡らされている毛細血管は、どこかで常に詰まり、それを代償する新しい血管が新生するという現象が繰り返されている。人体各部に必要な物質が滞りなく送られるためには、毛細血管を含めた血管の詰まりをできるだけ少なくすることが必要で、これが活血＝血流調整の主たる目的である。

　この作用を有する漢方生薬の代表はセリ科の植物の川芎で、熊胆はさらに強い作用を持っている。我々は魚の肝臓から極めて強力な活血＝血流調整物質の分離に成功しているが、この物質を使って面白い結果が出されつつある。西洋医学では、循環器疾患にからんで血流の確保を血液凝固の阻止に求めているが、我々が分離した物質は血液の凝固を阻止するとともに血管壁を強化しているようである。

　次に、活血＝血流調整に対して準備した動物実験法に触れておく。

　動物は低酸素状態にすると一定時間内に死ぬが、あらかじめ活血＝血流調整の処置を施しておけば致死時間を延長することが考えられる。我々が魚の肝臓から分離した物質は、50mg／

kgの投与で有意に致死時間を延長した。この物質は、臨床的には 200μg／kgの投与で十分な効果を現すが、これは動物実験の必要量からは考えられないほどの少ない量である。

　ただし、低酸素状態での致死時間を延長するファクターはいくつかあるから、この試験法でプラスに出たものがすべて活血＝血流調整の作用があるとは言えない。最後の決定は、臨床の結果下される必要がある。

熄風＝「機能抑制」
　次の項目、熄風は「機能抑制」と翻訳した。
　これは、わが国でこれからたいへん大事になる項目である。根本的治療のない、いわゆる難病にリウマチ、神経痛、喘息、アトピー性皮膚炎、尋常性乾癬、糖尿病、腎臓病がある。これらの病気の原因の一つが機能の過剰対応にあるらしいということがわかってきた。
　わが国も富める国の仲間入りするにつれて、これらの病気は増加の一途をたどっている。生活レベルも向上し、栄養状態もよくなったのに、どうして病気が増えるのか。考えられるのは、不足からくる病気だけでなく、過剰という正常を外れた状態で起こる病気もあるということである。機能する物質が体にあふれているために、いろいろな機能を発揮するとき過剰の反応をしてしまうのかもしれない。
　最近、新宿にある生体反応研究所の伊藤正次郎先生が、大変面白い結果を知らせてくれた。先生は、生体反応熱測定の権威であるが、先に述べた病気の患者はいずれも自己免疫反応熱が

他免疫反応熱より高いことを見つけた。

　熄風＝機能抑制の生薬に淡菜がある。これはニュージーランドの緑イ（貽）貝を乾燥したもので、私はこの緑イ貝と活血＝血流調整の作用のある物質とを混合した製品を開発した。

　伊藤先生は、この製品を前述したいわゆる難病の患者に使用して、いずれも著効を現したことを報せてくれた。これは、熄風＝機能抑制と病気との関係を示した最初の具体例である。ちなみに、伊藤先生は、中国医学に熄風＝機能抑制という考え方のあることをまだご存知ない。

行気＝「機能調整」

　残りの行気、補陽、補陰、利水の各項目については、強力な作用を持つ物質の天然物からの分離研究があまり進んでいない。ここでは要点だけの説明にとどめる。

　行気、すなわち「機能調整」は、体の機能が正常でない方向に働いたとき、これを正常に返すことである。自律神経失調症に関連するとも言われていて、これからの課題である。ポピュラーな行気＝機能調整剤に仁丹がある。

　「補陽・補陰」、すなわち内外水分分配は、中国医学独特の考え方である。人体の水分は均一に分布されるのが原則であるが、ときに体表面に偏ったりすることがある。逆に体内部に偏ることもあり、そのために肌がかさかさになるなどの不調を来すという、めずらしい考え方である。考え方としては面白いが、ほんとうかどうか。さらには、水分の偏りを起こす原因は、血液量の問題なのか、または血液から細胞への水の受け渡しの問題

なのかなど、多くの課題を提供している項目である。

利水＝「水分調整」

　最後の「利水」、すなわち水分調整は、尿などで水を外に出すと同時に、体内の老廃物を排泄する働きを促進することであるが、漢方の利水は西洋医学のたんなる利尿だけではない。体内各部で生成した老廃物を腎臓などの排泄器官まで運ぶのは血液である。そのため、できるだけ多くの血液を排泄器官に到達させるために、活血、すなわち血流調整の作用を併有する生薬がこの目的に使われていると考えている。

　利水、すなわち水分調整の作用を持った漢方の生薬の代表は猪苓、茯苓などのサルノコシカケ科類である。最近、猪苓から活血＝血流調整の作用を持つらしい物質が分離されたので、この問題の解決は近いかもしれない。

　以上、気、血、水の不備、不調に対する方策を述べてきたが、その中の一つだけ、たとえば補気、すなわち機能賦活という対策を単独で講じても実際の効果を上げることは難しい。ほとんどの場合、多少の影響を与えても、見るべき効果を現すことなく終わるという結果になりがちで、これが扶正、すなわち正常保持の各部分への対応の特徴である。

（2）緑イ貝の研究と「緑イ貝製品」の開発

　小菅先生は、海からの薬の探索を目指し、民間企業3社とマリファーム・プロジェクトを結成しました。小菅先生が着目されたのが緑イ貝でした。

緑イ貝は、ニュージーランドに生息するイガイ科の緑色の二枚貝で、ムール貝やカラス貝と同じ仲間です。原住民マオリ族の間ではそのまま食用にされていますが、「食べれば痛みが去り、体に春が戻ってくる」といった意味の伝承歌があるほどで、その薬効は古くから認識されていたようです。

　小菅先生は現地調査や臨床試験を行い、リウマチにすぐれた効果があることを確認しました。その薬理作用については説明がなされていないままでしたが、緑イ貝に含まれる有効な物質を抽出することに成功しました。中国医学では、緑イ貝には熄風の作用があると言われてきましたが、その作用を現代科学の言葉で説明し、解き明かしました。そして、気血水理論を満たす製品よりも前に、サメの肝臓エキスを配合した「緑イ貝製品」を開発しました。小菅先生は、1993年6月1日の私信で次のように書いています。

[1] 海洋プロジェクトが解決した緑イ貝の秘密
　マリファーム・プロジェクトは、緑イ貝に含まれている有効な物質7種類を純粋に取り出すことに成功し、緑イ貝の秘密の一部を解明した。以下、おのおのの物質の作用を列記する。
ⓐリゾレシチン
　リゾレシチンは、赤血球を破壊する溶血作用があることから、昔は毒として扱われた物質ですが、近年は免疫関係で有効な物質としてむしろ研究が盛んになってきました。我々は、緑イ貝がアレルギーに対して有効なことを発見し、その本体を追求する研究からリゾレシチンを取り出すことに成功しました。

リゾレシチンは生き物の中には常に存在する物質ですが、緑イ貝には比較的多い量が含まれています。リゾレシチンはⅢ型のアレルギーに有効ですが、Ⅲ型は鯖を食べたら蕁麻疹になったというような、すぐに反応の現れるアレルギーです。

　また、我々は、中国医学の中の補気という働きを現す動物試験法を持っていますが、リゾレシチンにはある程度の補気の作用があることを見出しました。

ⓑペンタデカン酸とヘプタデカン酸

　この二つの脂肪酸は、15個と17個の奇数の炭素でつくられた脂肪酸です。通常、生物の中でグリセライドなどのかたちで含まれている脂肪酸は、18個とか20個などの偶数の炭素でつくられています。奇数の炭素でつくられている脂肪酸はほとんど含まれていないか、多くても全体の2％程度です。

　我々は、これらの奇数の脂肪酸がⅣ型アレルギーに有効なことを動物実験で証明しました。Ⅳ型アレルギーとは、アレルギーの原因物質が攻撃してもすぐには発症しないで、ずっと遅れて症状を現すアレルギーで、リウマチや花粉症がこれにあたります。

　奇数の脂肪酸も生物に含まれている場合には、その大部分がグリセリンと結合したグリセライドのかたちで存在します。脂肪酸そのままのかたちでは存在しませんが、緑イ貝には多くの脂肪酸とともに酸のかたちのままで比較的大量に含まれています。奇数の脂肪酸がグリセライドのかたちではなく、酸のかたちで大量に存在しているのが見つかったのは緑イ貝が最初です。

油脂の中にグリセライドのかたちで含まれている脂肪酸は、小腸で分解されてはだかの脂肪酸になり、腸管から吸収されて体内に入ると、すぐ元のグリセライドにつくり変えられて体の中に運搬されることになっています。したがって、はだかの奇数の脂肪酸も、体内に入ったときにはすぐにグリセライドになるので、はだかの脂肪酸、グリセライド、どちらのかたちで摂っても同じ効果が期待できるはずです。しかし、細かく考察してみると、実際には大きな作用の違いが生じることが考えられます。

　口から食べた脂肪の何％が体の中に取り入れられるか、個人差もありますが、おそらく半分程度でしょう。そのため、多くても2％程度しか含まれない奇数の脂肪酸のグリセライドが分解されて腸管から吸収される確率はたいへん小さいことが予想されます。緑イ貝の中の奇数の脂肪酸は、ほとんど100％吸収されるはずですから、作用に大きな差が生じます。また、ペンタデカン酸とヘプタデカン酸には、抗体産生抑制もあることがわかりました。

ⓒイノシンとデオキシイノシン

　イノシンは、生物の遺伝子の一部の核酸に使われている重要な物質です。人体に異物が入ると抗体ができ、異物を包み込んでしまう自然の防御システムがあります。これは人体にとってはたいへん大事な働きですが、時々、必要以上の抗体をつくり、過剰防衛となって、かえって害作用となることがあります。

　イノシンとデオキシイノシンには、この抗体をつくる働きを抑制する抗体産生抑制作用があることが動物実験で明らかにな

りました。

　リウマチや花粉症は人体の過剰防衛が原因のようですから、抗体産生を抑制できる物質の重要性は増してきました。核酸をつくっているイノシンの仲間としてはアデノシン、グアノシンなどがありますが、イノシンほど強くない同じ作用があることもわかりました。

　また、イノシン、デオキシイノシンは、前項（ｂ）で取り上げたⅣ型アレルギーに対しても有効なことがわかりました。イノシン、デオキシイノシンとペンタデカン酸、ヘプタデカン酸はまったく異なった種類のものですが、両者が同じ働きを持っていたのです。緑イ貝は、その両者を併せ持っているぜいたくな生物なのです。

ⓓＥＰＡとＤＨＡ

　ＥＰＡとＤＨＡは、魚油の中に含まれる血液の凝固を防ぐ物質で、血栓症、高血圧などの循環器系の病気に対する重要な薬として有名になってきました。

　我々は、緑イ貝の中に含まれている中国医学で補気といわれる働きを持つ物質を10年以上探し続けてきました。この物質は、大変不安定で、研究の途上で分解してしまうので、なかなか摑むことができませんでした。たいへん苦労しましたが、ようやく摑まえてみると、それがＥＰＡ、ＤＨＡだったのです。

　緑イ貝の中にはＥＰＡ、ＤＨＡは２～３％含まれていますが、凍結保存したり乾燥粉末にしたりすると、その95％は分解してしまい、蛋白質にくるまれた約５％程度がやや安定化して残存しているに過ぎません。「緑イ貝製品」は、ＥＰＡ、ＤＨＡ

の安定化のために特殊安定化法を施してありますが、十分ではなく、30％程度しか残っていません。

　ＥＰＡ、ＤＨＡを含んだ魚油が健康食品として好評のようです。血液の凝固を防ぐ働きだけでは、飲んでよかったと体が感じるほどの効果が現れるはずがありません。なぜ好評なのか不思議に思っていたのですが、ＥＰＡ、ＤＨＡに補気の働きを見出したことで、これらの製品は用量によっては朝鮮人参に近い作用を現したのだと、やっと納得できました。

［２］中国医学による緑イ貝の効果の説明

　緑イ貝の乾燥物は中国では淡菜と呼ばれ、熄風の作用があるとされています。人間の体にはいろいろな機能がありますが、その機能の働きが異常になり、病気になることがあります。一つは、病気や栄養不足で体が衰弱し、機能の働きが不規則になる場合です。いま一つは、栄養が過剰で、体の中に働く物質があふれて、刺激などに対して過剰反応をしてしまう場合です。この過剰対応を抑制し、不規則な機能発現を調整する作用を、中国医学では熄風と呼びます。

　生体防御機能などの諸機能が異常作動することによって起こる病気に、リウマチ、喘息、花粉症、アトピー性皮膚炎や糖尿病が考えられます。近年、リウマチ患者、糖尿病患者が急激に増加し、花粉症患者も病院にあふれています。リウマチや花粉症は元々ヨーロッパで見られ、患者数も大変多く、一方、日本ではほとんどなかった病気です。

　それがどうして急激に増加したのでしょうか。中国医学の知

識を借りれば、その理由も推定できます。日本は豊かになり、食事も牛肉中心の欧米化されたものになり、ヨーロッパの人と同じく、栄養過剰、運動不足で、わずかな刺激に対しても過剰に対応して、これらの病気が増えてきたのです。

　緑イ貝に含まれていたペンタデカン酸、ヘプタデカン酸、イノシン、デオキシイノシンには抗体産生を抑制する効果があることを証明しました。我々の研究結果は、中国医学が緑イ貝に熄風作用があると述べていることを初めて科学的に説明したものです。

　また、緑イ貝に含まれるリゾレシチンとＥＰＡ、ＤＨＡには補気作用があることを明らかにしましたが、補気というのは人体の機能を賦活する作用であり、これは熄風とはまったく逆の作用です。となると、緑イ貝は熄風と補気という相反する作用を共に持っていることになり、科学的にはおのおのの作用を相殺する結果を想像しがちですが、中国医学はこれに対して見事な説明を用意しています。

　すなわち、補気にしても熄風にしても、その作用を発現するのは体が必要とするときだけで、不必要なときには、いくらたくさん取り入れても何の働きも示さず、無駄になるということです。元気いっぱいの人がいくら朝鮮人参を飲んでも、それ以上元気になることはないのと同じように、過剰対応を起こすほど機能が亢進しているときにはリゾレシチン、ＥＰＡ、ＤＨＡはまったく作用を現しません。相反する作用を持つ二つの物質を同時に含んでいる食品を摂取した際、必要なときに必要なほうだけ働かせるという、まことに巧みな人体のからくりを教え

られた気がします。

［3］緑イ貝の効果伝承と内容成分との関連
　緑イ貝の乾燥粉末は10年以上、ヨーロッパを中心にリウマチに対して特効のある食品として愛用され続けてきました。リウマチなどの関節痛に対して有効なことは、緑イ貝に熄風の作用があり、過剰対応を抑制する事実から納得のゆくことです。
　また、ヨーロッパの多くの愛用者から、とにかく体が元気になったと聞かされていましたが、これはリゾレシチン、ＥＰＡ、ＤＨＡの補気作用による体の機能の賦活によるものと推定できます。
　さらには、日本の愛用者からは、リウマチだけでなく、筋肉痛、腰の痛み、肩の痛みなどのいろいろな痛みを抑えるという報告がありました。痛みは痛覚機能の対応によって感じるのですが、わずかな痛みですむものを過剰対応することによって激しい痛みとして感じることがあります。緑イ貝中のペンタデカン酸、ヘプタデカン酸、イノシン、デオキシイノシンは、この過剰対応を抑える働きがあるので、一般の痛みを和らげる働きがあるということはうなずけます。
　ただ、緑イ貝の持ついくつもの働きは、いずれも人体の働きそのものに関連するものであり、解熱剤を飲めばすぐに熱が下がり、鎮痛剤ですぐ痛みがなくなるというような速効的な効果は期待できません。複雑な体の仕組みを徐々に改善しながら、正常な働きにもっていくたいへん根気の必要な療法です。ヨーロッパの重度のリウマチ患者の例では、4ヵ月飲み続けて初め

て効果が出たという報告もあります。

　いずれにしても、食事内容、日常生活が急速に欧米化したことによって起こる体の不調は増加し続けると思われるので、緑イ貝の重要性はさらに増してくるでしょう。

［4］緑イ貝とサメ肝臓エキスとの併用の効果

　緑イ貝の効き目は徐々に現れることが多く、使用し続ける根気のある人は少ないので、試みた人、10人に1人、50人に1人の割合でしか愛用者が生まれません。しかし、一度その効果を感じ取って使い始めた人は、いつまでも手放せない傾向があります。このことは、使いようによっては緑イ貝は確実に効くということを示しています。

　緑イ貝を一度試みた人、10人のうち少なくとも8人にその効果を実感してもらうにはどうしたらよいかを考えてきました。中国医学を参考にして、効果のあるものをより確実にするには、体内の血行をスムーズにして有効物質が体のすみずみまで十分に行きわたるようにすればよいことに気づきました。

　中国医学では、血行をスムーズにする作用を活血と呼び、川芎などのそのための薬草も準備されていますが、それらの薬草の力はあまり強くありません。より強力な作用を持つものを探し続け、ようやくサメ（鮫）の肝臓の中に目的の物質が含まれていることを突き止めました。

　サメの肝臓は肝油でいっぱいですが、目的の物質は肝油の中には少なく、肝油を取った残りの水の部分にありました。この水の部分は大変臭いものでしたが、粉末にして緑イ貝と一緒に

無理に飲んでもらったところ、期待したように緑イ貝の働きを大幅に増強していることが確認できました。

　しかし、試みた人、10人のうち2人ぐらいがただちに効果を感じる程度に過ぎず、まだ不十分でした。研究をさらに進めて、ほとんど純粋なかたちで目的の物質を濃縮することに成功し、それを緑イ貝に混ぜて現在の「緑イ貝」製品が完成しました。この製品1日分の中にはサメの肝臓1個分に相当する、血行をスムーズにする物質が含まれています。この最終製品は、試みた人、10人中8人は効果を感じとってもらえるものになったと自負しています。

（3）気血水に作用する食品を開発

　以上のような研究を続けた結果、小菅先生は、気血水理論の気血水、それぞれの要件を満たすもっともすぐれた成分として、気はウコン・クルクミンを、血はサメの肝臓エキスを、水は大豆イソフラボンを選びました。

　血の成分については、深海ザメ肝油の研究がきっかけになりました。深海ザメ肝油が瘀血症状の改善に効果があるという臨床試験の結果から研究を行い、強力な「血」の作用を持つ物質を発見されたのです。

　また水については、大豆に含まれるイソフラボン類に女性ホルモン様作用があることを世界で初めて発見され、これを「水」の素材とされました。「気」の素材としては中国医学の書物を参考にして、唐辛子の辛み成分のカプサイシンとの関連からクルクミンを選択されました。

そして、それら3種の成分を配合した製品を開発しました。それが『気血水α』です。『気血水α』には、この3種の成分の他に、タラ肝油も配合しています。気血水αに先行して、小菅先生は、大豆イソフラボンとサメの肝臓エキスを配合した『気血水2000』も開発しています。また、『気血水β』を開発しましたが、これはタラ油、サメの肝臓エキス、大豆イソフラボン、人参抽出物などを配合しています。

　気血水αに配合している主成分はウコン・クルクミンとサメの肝臓エキス、大豆イソフラボンです。この3種の成分はいずれも今日、健康食品として製造販売されており、人気があります。しかし、それらと、小菅先生が選んだものは成分名は同じでも、厳密には同じ物ではありません。

　大豆イソフラボンは、主に大豆の胚芽に多く含まれるフラボノイドの一種であり、ゲニステイン、ダイゼイン、グリシテインの3種の非配糖体（イソフラボンアグリコン）とそれぞれに3種類の配糖体（ゲニスチン、ダイジン、グリシチン）、配糖体のアセチル化体、及びマロニル化体が知られています。

　このように大豆イソフラボンにはいろいろな種類がありますが、大豆や大豆製品中には主に配糖体として存在してます。

　大豆イソフラボンには、女性ホルモンと似た作用があり、乳がんや骨粗鬆症の予防効果が期待できることで人気になりました。大豆イソフラボンを配合した健康食品はいろいろありますが、一般的にはひとくくりに大豆イソフラボンと言われています。

（4）水についての新しい科学的な説明

　気血水のうちの水について、小菅先生が『気血水αの開発史』（2004年2月20日）にまとめられた文章を紹介します。

　高濃度の糖を使用した化粧品が訪問販売されているが、その効果について聞く機会が多くなり、皮膚での水分移動と糖との関係を考えるようになった。
　その結果、体内での水分移動は相当速いスピードで行われている可能性があり、水分移動の原動力は糖分子の水分吸着力（または吸収能力）に基因するポンプ作用にあると推定するに至った。
　体内諸機能を発揮するための素材は刻々消費されているので、体内各部は常にその素材の供給を待ち望んでいるはずである。この必要素材は血液のかたちで血管を通して体内各部に配送されるが、血管から周辺組織に水溶液のかたちで移された素材はその後どうなるのか。そのことを考えた人はいるだろうか。
　人体は血管で張り巡らされているといっても、体積的には人体は血管ではない部分のほうがはるかに多い。
　毛細血管から水溶液のかたちで放出された機能発揮必要素材は、血管を離れた後にどのような過程を経て血管のない部分にも円滑に運ばれるのだろうか。科学的な、一般常識的な答えは、必要素材の濃度勾配による水中拡散である。静止した水溶液中でのある物質の濃度勾配による拡散スピードはそう速くないはずであり、血管を遠く離れた部分の素材物質濃度は極端に薄くなるので、刻々消費される必要素材の全体の不足を均一に補う

ことは難しいと考えられる。

　幸い、人体では皮膚表面から常に水分の蒸散があり、水分の消失があるので、水分供給源である毛細血管から皮膚表面に向かっての水流が形成されている。

　すでに詳述したことのあるいくつかの事例から、体内水分移動には糖がポンプとして作動し、体内の水分移動を速めていることが推定される。現在、その実証実験が計画されているところである。少なくとも、毛細血管から皮膚に向かっての体内水流の存在は確実であるし、それに糖ポンプの作用が加わるとすれば、水の考え方の中には血と同じく、体内各所への機能発揮素材の配送という極めて重要な役割があったことになる。従来の水についての科学の言葉を用いての説明の中には、明確にその考え方の存在を知るものは見いだせなかった。

（5）血と水の共同作用の存在

　前述したように、中国医学の気血水理論では一般に、血はエネルギーのもととなる物質であり、血が気の運行作用によって運ばれ、私たちは生命活動を営むことができると考えられています。小菅先生は、血水の働きについて、血と水は共同して働いて、必要物質を組織に供給することを科学的に証明するに至りました。『気血水α開発史』（2004年2月20日）において、次のように説明されています。

　中国伝統医学の気血水、おのおのの言葉の科学的説明を試みた結果、「血水という人体機能発揮物質を気という人体機能発

揮作用によって人体は正常が保たれる」という理解に達した。さらにこのたび、「血とは血管を通っての血液による人体機能必要物質の供給であり、水とは血管のない部分への体内水流を利用した機能発揮物質の供給」と説明された。

　血と水は共に機能発揮必要物質の供給作用であり、両者が共に働いてはじめて必要物質の供給という目的は達成されるのであるが、そのことを実証しようとする動物実験が実施された。

　それはネズミを使用した水中遊泳時間延長実験である。結果は、補血作用物質の単独使用は遊泳時間を約50％延長させるけれど、利水作用物質の単独使用は数％の遊泳時間延長を示したに過ぎなかった。両者の併用は、相加的作用増強傾向が見られたに過ぎず、期待した桁外れの延長などという現象は見られなかった。

　この実験において、遊泳を終えた動物は直ちに心臓採血を行い、血中の尿素含有量と糖濃度の測定が行われたが、その結果は予想だにしない驚くべきものだった。

　すなわち、ネズミが遊泳を中止するのは極度の疲労の結果と考えられた。その時の血液は、疲労素とも呼ばれる尿素の値は増し、また、遊泳中止までに遊泳エネルギーの一部として使用されるブドウ糖は極度に減少しているはずである。

　さて、実験の結果は、対照動物、補血単独使用、および利水物質単独使用の三者の血液はそれぞれ、予想されたように、明らかな尿酸値の増大、血中糖濃度の減少を示した。しかし、補血物質と利水物質とを併用した血水併用動物は、尿素値の増大、血中糖濃度の減少はまったく見られず、遊泳を実施しなかった

動物とほぼ同じ正常な尿素値、血中糖濃度を示すという信じがたい結果を得た。

従来、複数の薬物を併用した場合には、おのおのの作用をプラスしたような相加作用やおのおのの作用のプラスをはるかに超えた相乗作用が現れるが、今回のような新しい作用が現れることはなかった。

なぜ、このような新しい作用が現れたのか。今回の動物実験においては、中国伝統医薬の使用実体を考慮して、薬物を28日間前投与して実施されている。この共同作用が使用薬物の体質改善的な効果によるものか、即効的な効果によるものかを知る目的で、前投与期間を変えた次回の動物実験が計画されている。

（6）気血水αの服用でなぜ、うつ病が治ったか

小菅先生は、気血水αによってなぜ、うつ病が改善したかを考察し、さらに気血水αの可能性と期待について、2004年2月20日の私信で、次のような一文を書き遺しておられます。

わずか2例であるが、気血水2000とウコン・クルクミンの併用が不治と言われたうつ病を根治したことは事実なので、どうしてうつ病を治したかを考察した。

うつ病に対しては西洋医学は一つの話をつくりあげている。すなわち、気力を充実させ、意思を強固にするのは脳髄内のセロトニンの作用で、そのセロトニンが少なくなると気が沈んでうつ病になる。

したがって、脳内でのセロトニンの生成を盛んにしてやればよいが、今までの研究では脳内でのセロトニン生成促進物質は見つからず、やむを得ず、せめて脳内セロトニン量を低下させる原因であるＭＡＯという酵素の作用を抑えて脳内セロトニン量をできるだけ保つという消極的な対応をしていた。

　気血水α処方がうつ病を治したのは、おそらく初めて脳内でのセロトニン生成をさせることに成功し、脳内セロトニン量が増加し、それによって意思、気力を強化し、うつ病を治したと推定した。

　この仮説を証明する一つの方法には、気血水αが、うつ病と同じく、意思・気力の低下に基因すると思われる難病である登校拒否児童や出社不能の会社員の病気である過敏性腸症候群や、大きな社会問題になりつつある引きこもり病に対して、この処方が有効であるかどうかを知ることである。

　これらに関連して、東京在住の岡田研吉医師、三浦於菟医師の臨床結果から、多くはないが、数十人の症例において、過敏性腸症候群に対し、患者も驚くほど劇的な効果を得られた数例や、長年の引きこもりから脱却できた人が出た。

　さらには、アルツハイマー病以外の老人性痴呆（認知症）にも好結果を得ているらしいなどの報告を得て、脳に作用してセロトニンの生成を促進する手段がついに入手できたかもしれないと喜んだ。

　次には、従来の補気薬が、自律神経系機能への発信源である延髄などを刺激して各機能を賦活するという説明を参考にして、気血水αが脳髄からの筋肉、関節などの随意系の機能を向

上することを示すスポーツ医学的な効果を知りたかった。しかし、今のところ、筋肉痛、関節痛の軽減、特に脳卒中などの人体不随のリハビリに効果を与えたり、リウマチなどの痛みの軽減傾向が見られるなどの臨床効果を得ているにとどまっている。将来、各専門家によって、随意系の機能を改善する症例が得られることを期待している。

　なぜ、過敏性腸症候群の下痢を止めたのか。この病気が意思、気力の減退によって起こるという従来の説明が正しければ、その原因である意思、気力の充実がはかられたのであるから、下痢の原因除去によって下痢が止まったと一応理解できる。機能的には、脳髄からの指令によって、腸の蠕動運動を促進して下痢を止めたことになり、腸の蠕動運動が自律神経系か随意系かについて新しい議論を生むことになるかもしれない。

　さらには、気血水αの内服によって確実に発毛するという臨床結果も出てきて、発毛も随意系の機能ではないかと疑いたくなる。

　以上のような臨床結果から、中国伝統医学には、随意系の機能を賦活する髄意系の補気と称すべき科学の言葉としては新しい項目が存在するということを初めて予測できた。したがって、気血水αは随意系の補気作用を賦活する最初の処方であり、ウコンは随意系の補気生薬であることになる。

　その後の調査によって、ウコンの薬理作用の中に解うつの作用があることを中国の医学書は指摘していることを知って驚かされた。

　ウコンについては、肝機能改善作用のある健康食品として欧

米で多用されているが、うつ病を治すという話は出ていない。私の知人が大量のウコンを常用しても、これだけではうつ病に何らの好影響を与えていなかった。これらのことを考えても、中国の医学書に記載された解うつの薬理作用なる表現は奇異に感じた。

　中国伝統医学においては、ある処方がある病気に有効なとき、処方構成のどの生薬が有効の本体かを決めるために、その処方から生薬を一つずつ抜き取る。残った処方で臨床試験をして、どの生薬を除外したときはその病気に無効になったかを調査する。こうして、無効となる原因となった生薬を有効な生薬と決めることが多いようである。当然、そのさいには、その生薬単独ではその病気に効果を示さないことはあり得ることを最近知って、この記載の意味を知ることができた。

　気血水αが現した各種の効果から、随意系の補気という新しい概念が中国伝統医学の中にすでに存在していることを推定したが、今後、各専門医によるおのおのの効果の確認、ウコン・クルクミン以外の随意系の補気薬の探索など、多くの新しく重要な研究課題が生じてきた。

　気血水αは、岡田、三浦両医師によって示されたごとく、従来満足できる医薬品のなかった分野での医薬品開発の重要な基本となることは当然であるが、健康食品の分野でも革命をもたらすことになるであろう。

(編者註＝クルクミンに関しては最近、金沢大学の山田正仁教授が、クルクミンにアルツハイマー病に対する予防効果があることを発表し、注目されている)

（7）制がん用健康食品『気血水αβ』の開発方針

　現在、日本人の病死の3分の1はがんであり、中高年の2人に1人ががんになると言われています。治療が進化したと言われますが、難しい病気であることは変わっていません。予防し、かからないようにすることが何より大事です。小菅先生は、がんについても、これを予防する成分と配合について研究を行い、『気血水αβ』を開発されました。2004年2月21日の私信で、次のように書いておられます。

　中国伝統医学に用いられている各生薬成分が制癌剤発見の素材として用いられた例は、猪苓をはじめ数多い。中薬処方が制癌の目的で検討された例は、中国では老中医のもとで単発的に試みられた例は数多いと思う。しかし、日本においては十全大補湯以外にないと思われる。

　築地の国立がんセンターでは、十全大補湯に術後癌転移、癌再発を予防する力があることを早くから知っていて、病巣摘出後には多くの医師によって十全大補湯製剤が投与され、相当効果を示していると聞いている。おそらく、140種の漢方製剤が医療用として認可されて以来、多くの漢方製剤が術後使用剤として試みられ、最後に残ったのが十全大補湯だったのではないだろうか。

　十全大補湯は、補血薬、補気薬、利水薬といずれも気血水の作用を有するものが中心になっていて、ただ一種、温裏去寒薬のみが気血水以外で加えられている。

　温裏去寒薬は、心拍を強制的に促進して体内各部への血液供

給を増す作用を持つので、強力な活血薬とも理解できる。このことから、十全大補湯は気血水のみを目的に組み立てられた代表的な処方ということができる。

　日中気血水委員会は、新製品開発の基準を、「気血水のおのおのの作用を有する生薬の有効成分のみを組み合わせた気血水科学理論に従った処方の製剤開発」と定めている。そのため、まず、その基準に従った処方決定を行った。

　以前に述べたことがあるが、気血水処方に用いられる素材は、気血水のいずれかの作用を有すれば、その強弱はあまり重要な問題ではない。そのため、補血、活血、補気、利水のおのおのの作用を有する生薬の有効成分を組み合わせれば容易に処方は完成するはずである。

　ただし、十全大補湯に含まれるただ一つの気血水以外の中薬である温裏去寒薬に関しては、それが体内血流を促進することを目的としている。したがって、活血薬の選択のさいに、できるだけ強力な素材の有効成分を用いれば、さし当たり温裏去寒薬有効成分を目的の処方に加える必要はないと思われる。

　もし将来、特に温裏去寒薬の使用の必要性が認められれば、温裏去寒薬の有効成分はトリカブトより分離されたハイゲナミンであることはすでに明らかにされているので、合成ハイゲナミンを添加すればすむことである。

　また、気血水のおのおのは、量的な変化と質的な変化を期待した2種に分類され、補気、理気、補血、活血、利水、補陰陽に分かれている。

　自然科学的な研究としては、量的な変化は扱いやすく、質的

な変化は扱い難い。そのため、おのおのの有効成分の研究は、量的な変化である補気、活血（止血、行血）、利水においてはほぼ完成している。一方、質的な変化である理気、補血、補陰陽については、ほとんど成功していない。したがって、十全大補湯に処方されている補血生薬については、将来の中薬有効成分研究に期待して、今回の制癌処方では考慮しないことにした。

　これらの前提、制約のもとに、制癌の目的でつくられる処方は自ずから定まってくる。すなわち、その処方は、強力な活血薬有効成分、利水薬の有効成分、補気薬の有効成分で容易に組み立てられる。

　すでに述べたように、各有効成分は何でもよいのであるが、従来扱った経験のある活血薬としてサメ肝臓エキス、利水薬として大豆イソフラボン、補気薬として自律神経系の補気薬人参総サポニン、随意系の補気薬ウコン・クルクミンを用いることにし、この製剤を『気血水$\alpha\beta$』と呼ぶことにした。

　十全大補湯が術後転移、癌再発に対して有効であることは癌臨床家によって認められているので、十全大補湯処方に基づいた制癌処方、気血水$\alpha\beta$は各種癌に対して高い有効率を示すことが期待できる。

気血水開発史要約

　以下は、気血水理論に則り、これを満たす薬として気血水αを開発するに至るまでの経過を小菅先生がまとめたものです。

★漢方の大事な部分を誰でもわかる科学の言葉で説明した二つの論文が中国の専門誌に発表されたことによって、難しかった漢方がたいへん理解しやすくなった。
　中国の専門誌に掲載されたのは以下の二つの論文。
・「世界の中医学」（国家中医薬管理局主管『中醫薬信息雑誌』vol.6 no.4。3〜4頁。1999）
・「漢方気血水1号の抗疲労試験」（『中国実験方薬学雑誌』vol.8no.4。46〜47頁。2002）
　他に次の専門誌にも掲載されいる。
・『Biomedical Research』（タイトル＝
「An Invitation to Traditional Chinese Medicine」1990）
・『ミクロスコピア― microscopia』（vol.19 no.4。23〜26頁。論評「漢方薬をどう観るか」1992）
★特に中国の専門誌に掲載された二つめの論文はたいへんな内容を含んでいた。
★漢方では、自律神経に支配されて働く機能のすべてを賦活する薬草群がある。中国の医学は、これらの薬草は科学的には自律神経の支配源である延髄に作用していると理解してきたようである。
★人体には、自律神経系の機能に対比して、筋肉のように意志によって働く機能がある。この機能を仮に随意系の機能と呼ぶ

ことにする。

★漢方の中に随意系の機能を賦活する、言い換えれば、意志を鼓舞する手段があるに違いないと思って探したが、見出せなかった。ところがまったく偶然に随意系の機能を明確に賦活する処方のあることを知った。

★その処方は随意系の補気薬、活血薬、利水薬のおのおのの有効成分で組み立てられた近代的な処方で、気血水αと命名した。

★今まで、西洋医学では脳内セロトニンを増加させる方法がなく、うつ病をはじめ多くの難病を残していたが、気血水αは脳内セロトニンを増加させる力があるらしいことがわかってきた。

★この推定は、気血水αが、脳内セロトニン量が不足すれば現れるであろう各種の難病に対して顕著な効果を示すという臨床実験によって証明されてきた。

★気血水αが主要な保健食品であるとの認識のもとに万人の使用が開始されれば、まず二つの大きな効果が期待される。その一つは、ストレスによる障害はほとんどなくなること。今一つは、癌患者は急速に大幅に減少することである。

(2004年3月4日、私信)

【第3章】

学会報告と講演録

第3章　学会報告と講演録

　小菅先生は、中国の医学誌に研究論文を発表されたほか、たびたび講演もされています。この章では論文や講演の記録を紹介します。

　1章、2章で紹介した内容と重複する部分が多々ありますが、原文のまま掲載します。

[１] 評論・漢方薬をどう観るか

『ミクロスコピア― microscopia』

vol.9 no.4、23 〜 26 頁、1992 年

　昔いた大学の学長室に、モナ・リザの写真版の額があった。どの学長の時に掛けられたものか、定かではないが、ずいぶん昔からあったように記憶している。毎日、何となく眺めていたが、ある日ふと、その謎に満ちた微笑みの意味が分かったような気になった。永久に解けぬ謎とされている微笑みのもつ意味など分かるはずはないが、とにかく異常な興奮を覚えた。

　モナ・リザはレオナルド・ダヴィンチその人を女性化したもので、そのかすかな笑みは自嘲のほほえみではなかろうか。ダヴィンチの時代は時、あたかもルネッサンスの花盛りで、彼が生涯かけて絵画を科学的に解明しようとしたことはうなずけることである。芸術は万人の心をうつものであるが、何故そうなのか。

　どこが、そうなのか。描かれた一本の線は何故、重要なのかなどを誰でも納得するまで説明すること、すなわち芸術を科学的に解明することを彼の一生の仕事としたであろうことは、彼が優れた画家であったとともに、卓越した科学者であったことからも推察できる。

　モナ・リザは彼の晩年の作品で、一生を通じた長い苦闘の末、「ダヴィンチ、お前は芸術の科学化には、とうとう成功しなかったな。そもそも、最初から無理だったんだよ」と語りかけた自嘲の笑みと感じとれた。その後、モナ・リザがダヴィンチ自らをモデルとしたという説があることを知り、また、彼が多く

の未完成品をヨーロッパ各地に残していることを考え合わせると、私の直感もまんざら捨てたものではないかもしれない。

　私がこのような突飛な考えをもったのも、当時漢方薬の自然科学的解明という泥沼のようなテーマに取り組み、あまりの難解さに絶望的な気分に陥っていたからであろう。漢方はそもそも個々の漢方医の業であり、説明不可能な一種の芸術である。ダヴィンチですら完成できなかった芸術の科学的解明を、吾人がとても成し得るわけがないと悟った時、とても気が楽になった。しかしながら、漢方薬の真髄に到達することは不可能としても、芸術の分野にそうかなとうなずかせる評論が存在するように、漢方薬の評論なら可能かもしれないと考え、「漢方薬の自然科学的用語を用いた評論」という小ぢんまりしたテーマに取り組むことになった。

　日中国交回復直後、初めて北京の中医研究院・中薬研究所を訪ねた時、「漢方薬は極めて難解であるが、その真髄を一語で表明してくれ」と無理な注文をぶつけた。当時の副所長さんが「漢方薬は 2000 年前の人間が考えたもので、難しい筈はありませんよ。その真髄は去邪扶正の一語です」と答えられたが、それ以上の質問には、自分で考えなさいという顔で笑っているだけで一切答えはなかった。なるほど、漢方薬は 2000 年前にすでに完成していて、その後は些細な改良はあったにしても、変わることなく、そのまま受け継がれている。

＊　　＊　　＊

　地球上の文化は一度樹立されると、それをそのまま継承することを原則とし、改良を加えることは罪悪であった。それが、

変えてもよいということになったのがルネッサンスである。西洋医学は近々200年の間に急激に成長した医学で、ルネッサンスの産物ともいえる。進歩してはいけない漢方薬と、日進月歩の西洋医学では勝負にならない。

　漢方薬の研究とは歴史学、考古学に類するもので、医・薬学が真剣に取り組むことはまったく無意味だという結論になってしまう。実際そうであったのが明治以降の日本の医療である。それが、どうして再び医療の重要部門と思われるようになったのか。それには二つの理由が考えられる。

　その一つは、中国文化圏で漢方薬が依然として高い医療実績を保ち続けていることである。中国が共産国として発足した年、医療担当大臣は今後中国の医療は西洋医学だけとする、と布告した。これを知った毛沢東が大いに怒り、その翌年からは漢方薬と西洋医学は同等の割合で実施することを布告したということを聞いたことがある。その後、中国では、病院も右側は漢方薬診療、左側は西洋医学診療というふうに、両者を同格に扱うことが原則となっている。もしも毛沢東のこの決断がなかったら、漢方薬は永遠に埋もれたままであったかも知れない。

　今一つは、西洋医学の限界を感じる科学者が増えはじめているということである。世界中をあげて膨大な研究費と年月を費やしたにもかかわらず、癌を根治する方法は確立されずに終わろうとしている。癌病巣は縮小したが患者は死亡した、これは癌医療の成功なのか不成功なのかという落語じみた議論が真剣になされているように、目下のところ、癌に対する、とくにその再発に対する対策は皆無といっても過言ではあるまい。その

ほか、糖尿病、リウマチ、各種循環器疾患など、病気を長引かせる新薬はあっても、根本的に治療する医薬品はない。

　希望と現実が重なりあったかたちで漢方薬が重視され始めたが、これを定着させるためには、それらしき説明評論が必要となってくる。漢方薬は2000年前に創られ、西洋医学はこの200年の間に進歩したが、同じ人間の体をテーマにした学問である以上、両者がまったく異なるものと考えられてきたことは大きな間違いである。漢方薬の中には西洋医学と重複した部分があるはずで、その部分については、進歩した西洋医学に任せて、漢方薬の研究対象から除外するのが得策である。

　どこが重複しているかの問題については、中薬研究所副所長が漢方薬の真髄として指摘した、去邪扶正なる一語が大いなる助けとなった。「病気には原因があり、その原因を取り除くことが必要である」という意味で、これは、西洋医学の祖、ルイ・パスツールの「病気には、それぞれ一つの原因があり、その原因を除去することによって疾病は治癒される」という西洋医学の憲法とあまりにもよく似た概念である。漢方薬の研究から去邪扶正の去邪の部分は除外すべきで、残り半分の扶正の部分だけに注目したらよいという、怠け者にとってはまことに都合のよい結論が出たわけである。

　この視点から、従来の漢方薬研究の歴史を振り返ってみると、すべての研究が去邪の部分に集中していたことが分かる。日本と中国とを中心にして膨大な漢方薬研究が成されたにもかかわらず、得られたものは皆無に等しかったという悲しい結果もむべなるかなと感じる。漢方薬研究とは言っても、用いられた研

究手法は西洋医学研究と同じもの、すなわち去邪を研究するために作られたものであったことが、かかる悲惨な結果をもたらしたものと思われる。評論家としては、私と同じ苦労を味わわれた多くの漢方薬研究者に、漢方薬の去邪部分の研究は今後一切止めようと提案したい。

　漢方薬の残り半分、扶正とは身体を正常な状態に保つという意味で、西洋医学にはほとんど存在しなかった概念であり、近年に至って、免疫能の問題などから、ようやく、その分野の研究が開始されたにすぎない。遅ればせながら西洋医学が着手した以上、その発展に任せてしばらく時を待つのも一法かもしれないが、医療の実態はもっと差し迫っていて、一日も早い解決が望まれるとともに、扶正の解明は今後の西洋医学のこの分野での発展に積極的に寄与するはずである。幸い漢方薬には扶正を達成する方法論がすでに確立されていて、今すぐにでも着手できる状態にある。その方法論とは、気、血、水という概念である。今まで、気、血、水が漢方薬のきわめて重要な部分であるという認識があり、そのおのおのについて、個々にいろいろな説明がなされてきたが、そのいずれもが実態を表明し得ない言葉の羅列と言った感があり、とくに三者の相互関連については具体的説明がなされた例がない。

　気、血、水を正常に保つこと、すなわち人体を恒常状態に維持することが扶正であるが、恒常状態維持において一番大切なことは、人体に必要な物質が過不足なくスムーズに人体各部に行き渡り、必要な働きをすることである。まず栄養の形で必要物質が体内に取り入れられ、おのおのの目的にかなった物質に

扶　正

	血（供給）		気（機能）		水（排泄）	
働　き	生体必要物質の生産及び運搬		生体機能の発揮		老廃物の排泄	
物流との対比	供　給　－－－－→　消　費　－－－－→　廃物処理					
質と量による分類	量の不足	質の変化	量の不足	質の変化	量の不足	質の変化
障害	血　虚（生産不足）	血　滞（血流不調）	気　虚（機能不活）	気　滞（機能不調）	陽・陰虚（水分不足）	湿　症（水分停滞）
代表的症候	疲れ、だるさ	体の各部の疼痛	抵抗力の低下	胃もたれ、胃痛	陽虚：手足の冷え 陰虚：口や喉の渇き	浮　腫
漢方対応	補　血（生産促進）	活　血（血流調整）	補　気（機能賦活）	行　気（機能調整）	補陽・陰（水分分配）	利　水（水分調整）
漢方対応の科学的説明	人体必要物質の供給促進	血液循環の潤滑化	各種機能の賦活	機能異常の鎮静化	水分体内分布の均一化	体内滞留水の排泄
関与する器官または部分	主として肝臓	心臓・血液	人体全機能	主として消化器系機能	全細胞	主として腎臓

加工され、人体各部に運搬供給されて各種人体機能を発現する。機能を発揮したあとの物質は、再加工の原料となる場合を除いて、その大部分が老廃物として体外に排泄される。

　このことは一般消費物質の流れによく似ていることが容易に理解できる。すなわち、血とは人体に必要な物質の生成と運搬、つまり供給であり、気とは人体各部が機能することに伴う物質の消費であり、水とは人体が機能することによって生じた不要老廃物の排泄である。気、血、水のおのおのが低下した状態を正常に戻すための漢方薬はすでに準備されている。しかも、物質には量的な変化と質的な変化があることを考慮に入れて、気、血、水のおのおのの状態に対して気虚、気滞などの中国的表現があり、それに対応する漢方薬も補気薬、行気薬などの分類がなされている。

　漢方薬に使用される生薬と漢方処方は、その作用に従って10数種類に分類されている。表中に示した補気薬とか活血薬

とかの明らかに気、血、水に関連したものの外に、気、血、水の2種類の働きを併せ持つものは特別な名で呼ばれることがある。たとえば解表薬とは気と水の両方の作用を持つ生薬で、ウイルス性の疾患に対して用意されたものであり、補陽薬とは水を中心に血の作用を併せ持つものである。

　最後に、漢方薬の勉強を始めて最初に遭遇する難解な概念、陰陽五行について付記する。

　現在は不確実な事象を整理する学問としては推計学があるが、古い中国ではそれに代わるものとして易学があった。漢方薬での陰陽五行はこの易学を借りて疾病の状態、とくに各臓器の関連を整理しようとしたものである。木火土金水の五行に、それぞれ肝、心、脾、肺、腎の五臓を当て、おのおのの臓器に陰と陽の状態があるとした。

　各臓器の関連については、隣り合わせたものが影響を及ぼし合うとしたほかに、たとえば肝と脾のように、一つおきの臓器もより強い関連を持つとしたのが特徴的である。五行の変化を波状のリングとして表せば、これらの関連と陰陽の概念を容易に把握することができる。漢方薬が華やかであった時代からの、「肝腎かなめ」とか、「強心利尿」とかの言葉も、この図を参照すればよく理解できる。

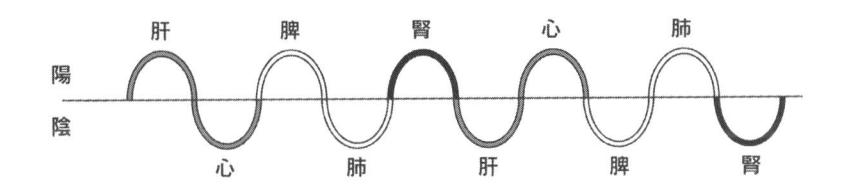

以上、漢方薬の大略にふれたが、ここに書かれたことは学説ではなく評論である。真白い紙にたっぷり墨を含んだ筆が下ろされたところで、これから何が画かれるか、まことに興味深いものがある。できるだけ多くの画き手によって壮大な漢方薬絵巻が完成されることを祈りながら、筆をおく。

[2] 漢方の夜明け

　　　　　　　　　　　　　　　講演、1994年3月23日

はじめに

　本日お話することは、「癌にもならず、日々健康で長寿をまっとうするにはどうしたらよいか」という健康に関する基本的な問題に対して、「こうしたらよい」という答えがはじめて出たという話です。これは誰もが望んできた夢のような願望ですが、それが現実に可能になったのです。

中国医学（漢方）とは

　今まで、漢方の理論は難しいものだと思われてきましたし、わけのわからない説明がたくさんありました。私は漢方の研究に30年を費やしましたが、その間ずっと漢方を理解しようと苦しんできました。ようやく漢方とは何かを理解できるようになったのは、大学を退官して1年半後のことでした。

　中国の医学では、病気に対しては、"去邪" と "扶正" の二つのことで対応しなさいと教えています。

　"去邪" というのは邪を取り去る、すなわち病気の原因を取り除くということです。ところが、この病気の原因を取り除けば病気が治るという考え方は実は西洋医学の考え方なのです。西洋医学はその方面ではたいへん進歩しているので、いまさら中国医学の助けを借りる必要はありません。はっきり言えば、中国医学（漢方）の半分は西洋医学の進歩した今ではまったく陳腐な部分で、この部分を研究したり、病気を治すために使ったりすることは意味がないということになります。

多くの漢方研究者は、基本的には西洋医学を勉強した人ですから、どうしても去邪の部分に目を向けがちで、今までなされた多くの研究はまったく無駄だったということです。その証拠に、この30年間に漢方から見つけられた新しい西洋医学の薬は一つもありません。私も30年間、この無駄な研究を続けていたわけで悲しくなりますが、その最後に誤りに気づいたことはせめてもの幸いです。

　漢方がわかり難いものと思われてきたのも、元々無いものを探さなければならなかったためであるし、いろいろ屁理屈をこね回していたからです。それが、中国医学のこの"去邪"の部分をすっぱり棄て去ってしまうことによって非常にわかりやすいものになってきました。

扶正と気・血・水
　ここで中国医学の残された半分の"扶正"という部分はたいへん大切なものになってきます。

　扶正というのは、正しきを助ける、すなわち体を正常な状態に保つということで、この考え方は西洋医学にほとんどなく、中国医学特有の考え方なのです。健康な体を保つためにも、病気から早く回復するためにも、中国医学にしかない考え方の扶正というものを明らかにして、それを実際に使う方法を見つけ出さなければなりません。

　幸い、中国医学ではその方法を明解に教えてくれています。すなわち、扶正を達成するためには、気・血・水を整えればよいと教えています。しかし難しい言葉なので、簡単な表現に翻

訳しなければなりません。今日は、私たちの日常生活で欠くことのできないものになっている自動車を例にとって、その説明を試みてみます。

　自動車はまず、車体が完全でなければなりません。パンクすれば直し、バンパーが傷つけば取り換えねばなりません。この車体の故障を直すのが西洋医学に当たり、また、中国医学の去邪に当たります。ところが、いくら高価で立派な車体であっても、動かさなければただの飾り物に過ぎません。どうしたら満足に動かすことができるのか、人間の体でいえば、どうしたら健やかに成長し、日々満足に活動できるのか。それを考えるのが中国医学の扶正なのです。西洋医学は静的な医学で、中国医学は動的な医学と言われる所以もここにあります。

　車を動かすためにはまず、良質のガソリンが十分に供給されなければなりません。人間の体でいえば、良質の血液が供給されなければなりませんが、この供給を"血"という言葉で表しているのです。供給されたガソリンはシリンダー内に噴射され、電気火花で爆発させてシリンダーを動かし、車輪が回転して車が動きます。

　人間の体で言えば、血液がエネルギーとなって多くの種類の機能が働くことによって、成長し、活動することができるわけで、この機能が働くこと（この機能を働かせること）を"気"という言葉で表しているのです。

　シリンダー内で爆発したガソリンは排ガスになりますが、この排ガスをシリンダー内にとどめておくと次の爆発は起こせなくなるので、排気パイプから放出しなければなりません。人間

の体で言えば、血液がエネルギーとして使われた後にできる老廃物や尿や大便、汗などを体の外に排泄することであり、これを"水"という言葉で表しているのです。

　いま一度整理すれば、良質の血液が人体のすみずみまで滞りなく供給されるのが血で、その血液が人体の全機能を動かすことが気、そのときにできる老廃物（滓）を体外に排泄するのが水ということです。

　自動車でガソリンの供給から排ガスの放出までの工程のどの部分が働かなくなっても車が動かないように、人体でも気・血・水の三者が完全に整えられることが健康の基本なのです。

　ここまで話してくると、最初に話した、中国医学、漢方が意外に簡単な学問であり、誰でも楽に理解できるものらしいということが少しずつわかっていただけたと思います。

　気血水の三つの項目の一つ、または全部が不調になると、体は正常な状態から外れていきます。その外れ方に、おのおの、量的な外れ方と質的な外れ方があり、合計六つの不調が生じます。おのおのに中国の名前がついていますが、話が難しくなるのでそれは省略して、６種類の不調を元の状態に戻す六つの方法についてのみ説明します。

　補血（生産促進）とは良質の血液を生産することで、活血（血流調整）とは、その血液を体のすみずみまで滞りなく配ることです。補気（機能賦活）とは弱まった体の機能を賦活することで、反対に熄風とは体の機能が異常亢進したものを抑えることです。また、行気（機能調整）とは、体の機能が正常でない働きを始めたとき、それを正常に戻すことです。

補陽（内水分分配）とは、体の水分が体の内部で欠乏し、皮膚などの体表面に多く分布した状態を直し、補陰（外水分分配）とは、逆に体の水分がだぶつき、体表面で不足した状態を直すことです。

　中国の医学では、6種類の不調のおのおのに対して、それを調整する薬草がたくさん準備されています。

素材の改良

　ここまで、中国医学を解きほぐしてみると、今すぐにでも万人を健康にできる方法が出来上がりそうですが、実際はそうはいきません。なぜでしょう。それは今まで漢方で使われてきた薬草のほとんどが今から1600年前までに選ばれたもので、その力がたいへん弱く、方法は立派でも道具が悪いために満足できる効果が挙げられないからです。

　1600年もの間、中国ではなぜ十分な改善のための努力がなされなかったのか。それには西洋文化と東洋文化の本質的な相違からくる理由があるのですが、その説明は省略します。とにかく、漢方に使われている薬草の力は弱いものが多いということだけ認識しておいてください。漢方薬が、理屈の上では効きそうなのに、実際は効くこともあり、効かぬこともありの結果を示しているのもこのためです。

　私は漢方薬の研究の他に、海の魚や貝の研究を行っていたので、新しい力の強い材料を海から探し出そうと思って研究を続けてきました。その結果、6個の項目の中のいくつかの項目、補血、活血、熄風で十分な力を持つものを見つけることができ

ました。当帰に代わるものは肝油から、牛の胆石に代わるものはサメの肝臓エキスから取り出しました。そして、気血水2号については、その中に含まれている有効成分が何であるかを突き止め、そのものを緑イ（貽）貝に添加して強化された緑イ貝としました。

　この新しく見つけた海からの素材はどれも、従来の薬草では考えられないほど強い力を持っているので、これらを中国医学の気血水の理論に従って組み合わせれば、理想的な健康食品が出来上がるわけです。今のところ、3種類の製品が計画されていますが、そのおのおのについて具体的な説明をします。

健康食品とは
　健康食品という言葉は、病気を治して健康にするという意味にとられていますが、これはたいへんな間違いです。病気を治すのは薬であって食品ではありません。健康食品の真の意味は、健康、すなわち体の正常な活動を助ける食品ということです。ただ例外として、進歩した西洋医学でも治すことのできない難病が増えていますので、緊急の対策としては健康食品の対象として考えねばならないでしょう。

気血水1号
　健康、すなわち正常な体の働きを高めるために一番大切なものは何でしょう。
　それは血液です。自動車を動かすためにはガソリンは欠くことのできないものですが、血液はこのガソリンに当たります。

自動車を理想的に走らすには、良質のガソリンがスムーズにシリンダーの中に供給されることが不可欠の条件であるように、質のよい血液が体の必要な部分にスムーズに運ばれることは、人が生き、活動するためのもっとも重要な事柄なのです。

　もしこのことを達成する手段があれば、それこそ真の基本的な健康食品ということができます。この夢のような健康食品が気血水1号なのです。

　前に説明したように、良質の血液を十分な量生産する働きを補血（生産促進）と呼び、その血液を体内のすみずみまで滞りなく運ぶことを活血（血流調整）と呼びます。補血も活血も、その内容はたいへん複雑なものです。

　中国医学のすぐれた点は、おのおのの働きを助けるために何通りもの手段を組み合わせるなどの複雑な対応はせず、補血（生産促進）には、たとえば当帰を使え、活血には、たとえば牛の胆石を使えというように、一つの薬で十分な対応ができることを教えているところです。この考え方は、私の研究をたいへん容易にしてくれました。当帰に代わるもの、牛の胆石に代わるものをそれぞれ、魚から探せばよかったのです。

　補血（生産促進）の作用のあるものとしては、ヨーロッパで今でも使われている肝油に着目して研究した結果、その働きが中国医学の補血そのものだということがわかりました。新鮮な肝油を特殊加工したものが気血水1号の一つの成分になっています。私の推定では、この肝油を特殊加工したものは当帰の100倍の力を持っています。活血（血流調整）の働きのあるものが、サメの肝臓の、油でない水の部分にあるらしいことは

20年前に突き止めていましたが、この有効な本体が何であるかの研究にはたいへん苦労しました。

マリンダイアモンドの発見
　植物や動物に含まれている僅かな量の有効な物質を純粋に分けてとる研究では、有効なものがどの部分に存在しているかを知るための動物を使った実験が必要です。しかし、活血のような西洋医学にはない考え方の研究には、まだ動物を使った実験方法ができ上がっていません。やむを得ず、自分の体を実験台にして研究を進めていかねばなりませんが、幸いなことに当時の私の体はその実験に適した状態にありました。
　私が50歳を過ぎた頃、過労で体が弱まっているところへ重い肺炎にかかり、丸一ヵ月働くことができないほどの重体になりました。肺炎のほうは、中国の麝香の入った六神丸を浴びるほど飲んでなんとか死ぬことを免れましたが、体重がほぼ半分になるほど衰弱してしまいました。完全に回復するには数年かかりましたが、その間、サメの肝臓から分けた部分を飲んでは効果を確かめ、研究を効果的に進めることができました。
　目的物にたどり着いてからは、自分の体が強く反応して、どんどん体が回復することがはっきり自覚できました。もし当時、私が運よく大病にならなかったら、この研究は未だ完成していなかったでしょうし、新製品気血水1号も存在しなかったでしょう。
　目的の物質はサメの肝臓の中に極く微量、約1000分の1しか含まれていない貴重なものですが、その力は大変強く、牛

の胆石の1000倍以上の効力を持っています。これをマリンダイアモンドと名付けました。このものは、サメの肝臓には極く微量しか含まれていないために取り出すのが大変です。

　魚の肝油のエキスとサメの肝臓から取り出したマリンダイアモンドを合わせて用いたのが気血水1号ですから、これが健康を保つための基本となる健康食品であることが理解できます。すなわち、気血水1号は、体を正常に保つための基本的なもので、すべての人が毎日飲んで、どんな病気にもならない健康体をつくってもらうための、ほんとうの健康食品なのです。

癌と中国医学
　中国医学では、体が正常な状態にあれば、癌をはじめ、あらゆる病気に決してならないのだと教えていますが、この考え方は正しいと思います。
　癌を例に考えてみましょう。
　癌は不治といわれる難病ですが、すべての人が癌になるわけではありません。では、癌になる人とならない人では何に違いがあるのでしょうか。癌にならない人は、癌を寄せつけない、健康で正常な体の持ち主なのです。
　交通事故と癌を対比して考えてみましょう。
　車を運転する人は、自分は必ず交通事故で死ぬとは思っていないはずです。注意して運転すれば大丈夫だと信じて車を走らせているのです。熟練したドライバーは、事故を恐れてののろのろ運転は、かえって事故の元になることを知っています。
　人々の癌に対する恐怖が強過ぎるのです。車を走らせるのと

同じに、正常な体を保っていれば癌にはならないという自信を持つために毎日、気血水1号を飲んで、快適な人生を送っていただきたいと思います。

　風邪や花粉症でも同じことが言えます。これらにかからない人も、癌の場合と同じように、病気を寄せつけない正常な体の持ち主だからです。

　癌も含めて、病気にならないためには、具体的には、体を正常な状態にどう保ったらよいかにかかっています。気血水1号は、そのためにつくった初めての健康食品です。

　世界の癌に対する関心は、癌を治すことから癌の予防に移ってきました。アメリカでは3年前から、日本では昨年の4月から、癌研究の半分を癌予防に向けるよう、国の方針が変わってきました。世界の各国が癌を治す研究を続けてきましたが、思わしい結果が得られず、はっきり言えばお手上げの状態になったので、方向転換をせざるを得なかったのです。がんセンターの癌予防戦略の中心人物は、20年前、私ががんセンターに送り込んだ教え子です。気血水1号が癌の予防、特に手術後の再発の予防に使われるのではないかと思っていますから、今後、がんセンターと一緒に研究を進めていきます。

癌と気血水1号
　気血水1号は新しい製品なので、あまり癌に対するデータを得ていませんが、その前身となった製品で癌に対する効果を期待させるような経験を持っているのでそのことにふれておきます。

15年ぐらい前に、気血水1号の100分の1ぐらいの活血（血流調整）成分を含んだ製品を指導したことがあります。癌患者には10日分を1日に飲ませたようです。たいへん高くついて1カ月30万円ぐらいになったようですが、癌が治ったとか、癌手術後の経過がたいへんよく、再発もしないとかの報告がたくさんありました。

　癌が治ったという報告は無視することにしていますが、再発しないという報告は信用しています。鹿児島に、自分の奥さんの癌手術後に飲ませていて、手術後の経過がたいへんよく、発病前より元気で再発のおそれもない、と言っている実業家がいます。この人はその後、この製品で癌患者を救うことを自分の天命と思って、15年来、癌患者を見つけてはこの製品を勧めて歩いています。毎年夏ごろに1回、私のところに長時間の電話をくれ、その年に何人の癌患者を助けたかを報告してくれています。

　この製品10日分は気血水1号の約10分の1の力を持っていたことになりますから、気血水1号が癌予防の力を持つことは確実なようです。

　いま一つの例は私の知人の話です。ちょうど私がサメの肝臓から活血の成分マリンダイアモンドをほぼ純粋に取り出した頃、直腸癌の手術をし、肝臓にも転移していることがわかり、取れるだけ取って一応の処置をしました。半年ぐらい後に肺にも転移していることがわかり、これも手術しましたが、医師は後半年の命だと家族に告げました。私にもその報告があったので、すぐに、サメの肝臓から取り出した成分マリンダイアモ

ンドを錠剤にして飲ませました。そのおかげだと思いますが、15年後の今でも元気に家業を発展させています。

　失敗の例もあります。私の友人の奥さんは昨年11月に食道癌の手術をしました。12月末に、その友人が私のところに来て、「できるだけのことをしてやりたいので、助けてほしい」と言います。しかし、口から何も食べられず、腸管から栄養補給している状態なので、気血水1号を与えることができません。幸い昔、研究でつくったマリンダイアモンドが手許にあったので、それを栄養液に溶かして与えるように指示しました。

　12月末には肺に転移していることがわかったので、たいへん早い進行性の悪性癌かも知れず、危ないと心配していましたが、本年1月末に亡くなりました。真面目な婦人で、毎年定期検診を受けていましたが、昨年9月、食道に異常を感じてからわずか半年後でした。命を救うことには失敗しましたが、進行性癌なのに特に激しい癌末期の苦痛はなかったようで、これには担当医も不思議がっていたとのことですが、せめてものことでした。

気血水1号の使い方
　気血水1号は、癌などの大病の後で体が衰弱しているときに飲めば、どんどん体力が回復することが自覚できます。気血水1号の特殊な効果として、酒を飲む方は皆、その効き目を確実に体得してもらえます。酒を飲んでも悪酔いせず、付き合い酒も楽に飲め、宿酔にもなりません。酒飲みにとってはありがたい製品ですが、どうも大酒飲みを製造しそうで、私としてはあ

まり勧められないことです。

　また、肝臓の悪い人は、ぐったりして疲れやすくなるのが特徴ですが、気血水1号の中の、肝油から取り出したエキスには肝臓を守る働きがあります。サメの成分マリンダイアモンドには、肝臓に多い小さな血管の詰まりを取り除いて血液の流れをスムーズにする働きがあるので、疲れも取れ、肝機能の検査値も好転して、気血水の効果をはっきり確認できます。

　気血水1号のいま一つの目標は老齢者です。年をとると、あらゆる体の仕組みが低下しますが、このまま高齢化社会になれば、生きているだけで動くのも難しいという人が増えることは確実です。いくら消費税を増額しても国の援助には限度があり、暗い社会となるのは目に見えています。ヨーロッパの福祉先進国でそのことが現実化しつつあります。せめて自分の周りだけでも楽しい雰囲気を保つためには、遅くても50歳を過ぎたら皆、気血水1号を飲むことを常識にすることです。いくら気血水1号に力があっても、60歳の人を30歳の若者と同じ元気にすることはできません。しかし、70歳でもせめて若者の半分の活動ができるようにしたいものです。

気血水2号

　今、ニュージーランドで計画している新しい二つの製品についてもちょっとふれておきます。

　健康食品の真の意味は、健康すなわち、体の正常な活動を助ける食品で、その目的は気血水1号で達成できることを説明してきました。先に述べたように、健康食品には、西洋医学で

も治すことができない難病に対しては、緊急の対策として、それ向きの健康食品をつくって対応するという、いま一つの使命があります。現在あるたくさんの健康食品は皆、難病に対する効果が謳われていますが、残念ながら私のみたところでは、満足な力のあるものは一つも見当たりません。
　難病の中でも、高血圧、脳卒中などの血液に関する病気は気血水１号で対応できますが、一方、近年増え続けている難病群があります。日本人の生活レベルが向上し、栄養も豊富になったことは喜ばしいことですが、楽あれば苦ありで、難病に苦しむ人がどんどん増えています。花粉症、リウマチ、神経痛、喘息、アトピー、糖尿病などです。
　これらの病気の歴史をみると、中世までヨーロッパや中国の王様や貴族、大富豪にしか見られなかった病気ばかりです。近世になると、ヨーロッパの富める国で多くの患者を出すようになりました。その事実からも、これらの病気が、いわゆるぜいたく病であることを知ることができます。これらの病気の原因を、中国医学では、体の機能、すなわち気が異常亢進するためだと説明しています。そして、これを治すためには、機能の異常亢進を抑える熄風（機能抑制）という方法で対処しなさいと教えています。
　中国で古くから熄風の作用のある食品として珍重されている緑イ（胎）貝はニュージーランドの特産品です。１５年ほど前、ニュージーランドの友人が緑イ貝の粉末をカプセルに入れた製品をリウマチの特効薬としてヨーロッパで発売し、たいへんなブームをつくりました。しかし、売れるに任せて粗悪な製品を

つくったことと、リウマチ患者の中には確かに効く人もありましたが、それほど確実な効き方ではなかったようで、その後下火になりました。しかし、今でも年間一定量の生産をして会社を維持しているところをみると、何パーセントかの愛用者を確保しているのは事実のようです。

　気血水1号を製造しているＣ．Ｋ．ＮＺプロダクト社が3年ほど前、緑イ貝にサメの成分マリンダイアモンドを加えた製品を日本で発売しました。こちらは宣伝なしで毎年20％の伸びを示しているので、最初の緑イ貝製品に比べたら格段に進歩したものです。

　しかしこの製品でも、リウマチ、神経痛、花粉症に対する切れ味が悪く、私はたいへん不満でした。昨年初め、我々の海洋研究班が緑イ貝に含まれている効果を現す成分の研究を完成し、3種の成分が機能亢進抑制の働きを持つことを明らかにしました。

　Ｃ．Ｋ．ＮＺプロダクト社が開発した緑イ貝製品（気血水2号）は、サメの成分マリンダイアモンドを十二分に加え、昨年明らかにした3種の成分の中の一種を元々の量の50倍加えたもので、理論的には私の期待した効果を現す製品になったと考えています。

　息子の嫁は、ひどい花粉症で例年春には死んだようになっていますが、1カ月前から気血水2号を飲ませているせいか、今年はまだ発病しません。今年は杉花粉が少なく、花粉症もひどくないということなので、そのゆえかもしれませんが、彼女は毎年春には苦しんでいます。あるいは期待どおり効果を現し

105

たのではと思っています。今後、リウマチ、神経痛のデータを取っていく予定なので、間もなくどれほど有効なのかが判明するでしょう。

気血水３号

　第三番目に計画中の新製品は、朝鮮人参とサメの成分マリンダイアモンドを混ぜたものです。ほんとうは麝香とマリンダイアモンドを混ぜたものを使いたいのですが、麝香はワシントン条約で新しい製品には使用を禁止されているので、やむを得ず良質の朝鮮人参を使いました。

　麝香も朝鮮人参も補気、すなわち、体の全機能を賦活する働きがあります。麝香は中国の医学では必ず、牛の胆石のような活血（血流調整）の作用のあるものと一緒に使うことなっています。ニュージーランドの新製品では、牛の胆石の代わりにその1000倍強力なサメの成分マリンダイアモンドを加えてあるので、朝鮮人参の作用を強化し、確実に効果を出すようになっています。

　昔、グリコのキャラメルの箱に、「1粒300米」という宣伝文がついていました。これは、グリコーゲンを含んでいるので、1粒食べれば300メートル全力で走ることができるエネルギーになるという意味です。もちろん、グリコーゲンにはそれだけの力はなく、ただイメージだけのものですが、私は子供のころから、ほんとうにそんな食物があればいいなと思っていました。

　今度の新製品を試したとき、最初に感じたことは、ああこれ

が子供のころ夢見た 1 粒 300 メートルなのだということです。今では 1 粒 300 メートルではなく、1 粒 1 万メートルはあるなあと感じています。

　このように、この新製品は、飲んですぐ賦活するという速効的な効果を示します。仕事で忙しくてくたくたに疲れたときとか、長い会議の後とか、我々の日常では、急いで元気を回復したいことがたくさんあります。そのとき、この製品を飲めば、はっきり元気が回復します。頭脳の働きも体の機能の一部ですから、この製品でよく働くようになり、その効果はマグロの目玉などの比ではありません。勉強に追われる受験生は、体力をつけるのは気血水 1 号、頭の働きを活発にするのはこの製品という用い方をすれば、大きい助けになるでしょう。私は気血水 1 号を毎日飲んでいますが、風邪を引いたと思うときには、この製品と市販の風邪薬を頓服的に飲むといっぺんに治ってしまいます。

　要するにこの製品は、毎日定期的に飲む必要はなく、急いで元気をつけねばならないとき、頭をフルに働かせなければならないときなどにだけ必要なものです。Ｃ．Ｋ．ＮＺプロダクト社は、この製品を気血水 1 号に対して気血水 3 号と命名しました。

[3] 漢方の夜明け・補遺

1996年4月15日

1、水の理論完成

　気血水の気及び血については説明を完成しています。しかし水については、身体内部で生成された老廃物を体外に排泄することと定義しただけで、その仕組みの詳細については不明でありました。

　老廃物を排泄する媒体は水分ですから、排泄を十分に行うためには、体外へのその放出が満足に行われなければなりません。したがって、水の仕組みとは、腎臓から膀胱への水分の分泌や皮膚表面からの汗などによる水分分泌等、体の中の外部に接している部分からの放出であります。

　水分の体外放出は、単に老廃物の排泄だけでなく、皮膚の正常保持や体温の調節などの重要な意味を併せ持っています。今回、身体のどの部分で水分の体外放出が行われ、そのおのおのがどのようなからくりで放出水分量をコントロールしているかがすべて明白に解明されました。

　その内容については、難解なので説明を省きますが、水の理論の応用は多くの未解決の問題に答えを与えましたし、解答を得る方法を提示しました。ニンニクはなぜ効くか、アロエの中のどの部分が効果を現すのか、センブリ抽出液が育毛剤や化粧品に使われてきたのはどの成分の作用だったのかなどがすべて明らかになりました。その詳細はいずれ発表されるでありましょう。

２、皮膚の気血水と美容・育毛

　皮膚の正常保持にあたって、水は特に重要な項目ですが、今回、水の理論を完成したので、皮膚の気血水を論ずることが初めて可能となりました。

　皮膚は表皮と真皮に分かれますが、血液が配分されている真皮にとって特に重要なのは血と気で、その中でも真皮での血液の流れを保証するための活血は最重要の項目であります。一方、表皮には血液が流れていないので、そこでは水が重要な項目となります。

　生き生きした肌を保つためには表皮全体に十分な量の水分が含まれていることが必要です。表皮に十分な水分があれば、すべての皮膚の病気は治るし、予防できると言う医師がいるように、皮膚のすべては表皮に含まれる水分量で決まると言っても過言ではありません。水の理論は表皮の水分をコントロールする方法論をも示しているので、万人が健康で正常な皮膚を保つことは近い将来困難なことではなくなるでありましょう。

　美容と発毛、育毛は別個のこととして扱われていますが、基本的に両者は同一に扱うことが望ましいのです。すなわち、皮膚によいものは発毛、育毛にもよいし、その逆も真であるということであります。

　真皮の気・血は、外用よりも内用のほうが達成しやすいし、表皮の水は外用のほうが達成しやすい。従来、美容と発毛、育毛は、外用によって達成することだけが心がけられてきましたが、気血水理論の完成は新たに内用による方法の有効性を提

示しました。気血水1号は強力な血の作用を持っているので、一般の健康食品としての高い効果とともに美容健康食品の第1号でもあります。

気血水1号の発毛、育毛に関しては、ある毛髪研究所がその効果を立証しつつあります。3ヵ月間に得られたそのデータから見ると、従来は考えられなかったほどの顕著な効果を示したとの報告を受けています。今後のデータの集成は、発毛、育毛に関しても不可欠なものとなる結果を示すかと、期待しているところです。

3、癌予防と気血水

5、6年前、世界の癌学者が集まって会議を開きました。薬で癌を治すことの可能性についてであります。結論は、この半世紀、世界中の癌学者が一生懸命頑張ったが、癌を治す薬は発見できなかったし、今後半世紀を費やしても難しいかもしれないという悲しいものでした。可能性の少ない研究の続行に対して、人々はこれ以上我慢してくれないかもしれません。

どうしたらよいかということで浮かんできたのが、癌の予防という新しい考え方であります。日本でもこの方法に従って、一昨年から多くの医学者の主要研究目標が癌予防に移ってきました。西洋医学には、予防という言葉はあっても、その方法論はありませんでした。中国医学には、扶正の一部としての予防の考え方があります。気血水という方法論もあります。

しかし、西洋医学が中国医学の扶正に気づき、癌予防の成果を挙げるにはさらに半世紀が必要かもしれません。それまでは、

個人個人が中国医学の扶正にのっとった癌予防を心がけなければならないとなると、気血水に基づいた健康食品は大変重要な意味を持ってまいります。

　気血水に癌予防の力があるのでしょうか。気血水を整えればすべての病気から逃れることができる、というのが中国医学の基本であります。この基本を癌に当てはめるとき、一番重要なことは、癌も普通の病気とまったく同じく、自然治癒があるかどうかということであります。長い間、癌には自然治癒はないという前提で癌研究が進んできましたが、最近の医学者の発言をみると、癌の自然治癒の存在を容認するものが多くなってきました。

　これをみると、癌も普通の病気と同じく、気血水によって予防することが可能であるとの見方が強くなってきます。いずれにしても、少しでも可能性のある癌予防法としても、気血水はたいへん重要なものになってまいりました。

　気血水1号と2号とを使用しはじめた人は約1000人に達し、その中で何人かが癌が治ったということを伝えてきていますが、現段階では癌が治ったと断言してはいけません。癌かどうかの診断は実際はたいへん難しいので、癌と診断されても悪性の癌ではなかったかもしれません。また、仮に癌が治った人がいたとしても、1000人に1人、1万人に1人かもしれないので、癌が治ったということは決して公言してほしくありません。不幸にして癌におかされた人は、その日その日を爽やかに送るための手段として、気血水1号と2号を飲み続けていただきたい。その結果としても医学を超えた神仏の加護がある

かもしれないから。

4、真の健康食品
　従来、科学者の目は、西洋医学、すなわち、中国医学で云えば、去邪の部分のみ注がれていました。そのために、健康食品も西洋医学の観点から選ばれたものが大部分で、たまに中国医学の扶正、すなわち気血水に関連すると思われるものが混入することがありました。西洋医学に基づいたものは、西洋医学にはまだ未開の分野があるという誤った観点から出発したものであります。既述したごとく、西洋医学はその守備範囲（去邪）内においては極限に近いところまで進歩しているので、今さら西洋医学的発想による健康食品の助けなどまったく必要としていません。
　また、気血水に関連すると思われるものも、その効力の判定は西洋医学をもとに行われているために的外れのものばかりで、信頼性の低い健康食品ばかりであります。特に気血水の分野と思われる健康食品は、単品で構成されるものが多く、気血水は相互関連を持つとの考え方からすれば、気血水の条件が備わった場合しか効果を現すことができません。したがって、50人に1人、100人に1人にようやく実効を示すものばかりでありました。
　今回、気血水の考え方が確立されて、初めて健康食品の定義づけが可能になりました。すなわち、真の健康食品とは、気血水理論に基づいたものだけです。そして、その効果は、体を正常に保つことを基本にし、万一正常状態を外れたときには、元

の状態に速やかに戻すことであります。西洋医学の中に考え方としては存在するが、手段方法は備わっていない自然治癒力の増強、病気の予防、病後の回復の促進などもその効果の中に含まれます。

　このような意味合いから言って、気血水1号及び2号は初めてできた真の健康食品であります。ただし、真の健康食品がすべてを解決するわけではありません。医師の助けを必要とする病人は、医師による西洋医学的治療と自己が行う真の健康食品の摂取とを車の両輪として、速やかに健康体にかえる努力をすること、これが、賢者のとるべき道であるということであります。

［4］気血水の物質論──健康食品と化粧品の新しい時代がくる
講演、1997年3月

　西洋医学の歴史を見ますと、ヨーロッパに起こったルネッサンス運動とともに徐々に進歩しましたが、本当の進歩が始まったのは今から150年前、フランスにルイ・パスツールという医学者が現れてからであります。

　彼は、医学とは「病気の原因と症状を取り除くこと」と定義しました。その後、世界の医学は彼の教えを守り、その目標に突き進んで目覚ましい進歩を遂げました。遺伝子を加えて血液型を変えることが可能になり、さらには人工人間の製造も理論的には可能となるという、自分が自分でなくなる、人間が人間でなくなるという神をも恐れぬ大仕事をやり遂げました。

　これほど進歩した医学があるから、もう我々は病気になっても安心かというと、どうもそうではないらしい。医療には何かが足りないということを人々は感じはじめているのはなぜでしょう。それは、西洋医学がパスツールの定めた定義の範囲内の進歩だけを考えていたためであります。

　それは間違っていたのか。そうではありません。病気という巨大な化け物に対して、医学者がこの150年間行った仕事は見事なものでした。しかし、人々の不安感を取り去るためには、西洋医学が積み残したものが何かを考え、その対策を立てる必要があります。西洋医学に足りないもの、それはパスツールの決めた範囲の外であったため、考え方としてはあったが、具体的にどうしたらいいかを掘り起こす努力が後回しにされたのです。

その代表的な問題としては、病気の予防、自然治癒力の確保、病後の回復の促進の三つがあります。

　最初の病気の予防については、食事の注意をしなさい、運動を心がけなさいなどの常識的なものは以前からあったのですが、最近改めて医学の新しい研究目標になってきました。その原因は、国民医療費が膨大になり、国家財政がピンチになったので、国が個人負担ですむ病気の予防を強調して病気を減らす方向をとり始めたり、癌に手こずった世界の癌の学会が、攻めるより守ることの重要性にはじめて気づき、癌の研究の中心を予防に移したことが医療全体を刺激したことなどにあります。また、高齢化社会がやってきますが、そこでも病気の予防は大問題なのです。

　次の自然治癒力については、人の体には、病気になると自分で治そうとする力があります。そのことは早くからわかっていましたが、そのことがたいへん重要なことだと考えられるようになってきました。

　細菌による病気に対しては、ペニシリンの発見以来、多くの抗生物質がよく効きますが、この抗生物質も十分な効果を現さない場合が増えてきました。重い癌患者や老人が肺炎になると、抗生物質が効かない場合が多い。なぜだろうということです。これに対して、イギリスで面白い研究が行われました。結核に対する抗生物質の効果を統計学的に分析する研究で、平たくいうと、抗生物質はどれだけ役に立つかという研究が行われ、意外な結果が出ました。

　現在では重い結核患者はほとんどいなくなりましたが、そ

うなったことに対する抗生物質の役割はわずか30％で、残り70％は近年人々の生活状態がよくなったため、患者の持っている自然治癒力が増したためだったという結果です。

重い癌患者や老人の肺炎の場合を例に挙げると、仮にその人の自然治癒力が半分に落ちていたとすれば、自然治癒力は70％の半分の35％です。これに抗生物質の力30％を足しても65％にしかなりません。これは、通常の人が抗生物質を使わないときの70％より少なく、治らなくて当然だったのです。

昨年、感染性細菌のO-157が猛威を振るいましたが、重症の犠牲者の多くが自然治癒力のまだ十分でなかった子供たちだったことが思い出されます。これまでの研究は細菌による病気に限られていますが、おそらくすべての病気について自然治癒力がいかに大切であるかが考えられるようになると思います。

三番目の病後の回復については、病気になったときに、西洋医学は手を尽くして病気を治してくれます。しかし、病気が見た目で治ったらそれで終わりではなく、できるだけ早く元の正しい健康状態に戻すために積極的に病後の回復を進めることはたいへん大切なことなのです。

重い病気の場合には、病院でもビタミンの補給をしながら安静を保つなどの最低の心配だけはしてくれますが、それ以上の回復の手段はとられません。基本体力が十分にある年頃にはそれで十分ともいえますが、回復のスピードが極端に遅くなる重病を患った人や50歳以上の人の場合はそれでは不十分です。

基本的には、あらゆる病気の後には積極的に正しい健康状態に戻すことが大切で、後発の病気を防ぐ意味からは病気の予防

ということにも通ずるものです。

　このように、病気の予防、自然治癒力の確保、病後の回復を考えてみると、これらのことは人の健康保持にとってたいへん大切なことで、今まで放置されていたことには疑問すら感じます。幸い、西洋医学もこれらの問題についての研究を始めたところです。しかし従来の医学の研究に比べると、これらの問題は効果の判定が難しく、満足な答えを出すには今まで西洋医学が費やした時間150年を超える年月が必要となるかもしれません。そこで、それではこれから150年の間をどうしたらよいかを考えました。

　地球上には二つの医学があります。西洋医学と中国医学です。西洋医学には予防、自然治癒力、病後回復の具体的手段がまだないことがわかりましたが、中国医学ではどのような対処をしているのでしょう。僅々150年間に進歩した西洋医学に比べて、3000年の歴史を持つ中国医学は2000年前にはほぼ完成していました。

　科学的な目でこの医学を見直してみると、その中にはこれらの考え方と手段がはっきりと出来上がっていることがわかります。当然、使われている言葉は西洋医学とは違っていて、予防、自然治癒力、病後回復をひっくるめて、扶正という表現をしています。

　中国医学は、去邪と扶正とでできていますので、予防、自然治癒力、病後回復の三つの項目は中国医学の半分を占める重要なものとして扱われているのです。

　前半分の去邪という部分は西洋医学と同じ考えですから、西

洋医学に任せて、差し当たっては棄ててしまってよい部分です。しかし、扶正のために使われている具体的な手段は重要で、予防、自然治癒力、病後回復という新しい問題を解決する手段として、これからしばらくは借用しなければなりません。

　扶正とは、体を正しい状態に保つということです。そうすれば病気にもなりにくいし、体の持っている自然治癒力も常に十分備わっているし、病気になった体もすみやかに健康体に戻すことができるということで、至極当然な考え方です。必要なのは、扶正という目的を達成するために中国医学はどのような手段を準備しているかですが、その手段としては気血水という三つのことを整えるという表現をしています。

　気血水という言葉は、超自然現象や精神作用まで含んだ幅広く、奥深い意味を持っているので、いろいろな説明がされてきましたが、中国人以外の人が完全に理解することは不可能な言葉なのです。私も、わかろうといろいろ苦労しましたが、あるとき気がつきました。この言葉は、超自然とか神霊現象とか、もともと科学者にはわからないことを含んでいるのに、全部わかろうとするから駄目なので、わかるところだけわかろうと思い立ちました。

　科学者は、物質だけを相手に物を考えます。気血水という言葉も、物質という見方だけから解いていこうと決めてかかってみると、意外に簡単にすらすらと全体像をつかむことができました。出来上がったものは、気血水の全部ではなく、気血水の物質編とも言えるものですが、十分利用することができるものになりました。

人が生活し、活動し、成長するためには、そのために必要な物質の切れ目のない供給が必要です。物質論として解釈した私の気血水理論は、この人の体に必要な物質の体の中の流れを表したもので、血というのはその物質の供給です。気というのは、供給された物質が働いて体内のすべての機能を動かすことで、供給された物質は消費されます。また、水というのは、物質が消費されることによってできる体内の廃物を体の外に排泄することです。

　人間社会でも、必要物質の供給、消費、廃物処理、すなわちその流通がスムーズにいかないと活力を失ってしまいます。同様なことが各人の体についても言えるのです。

　必要物質の供給である血は、二つに分かれています。腸で吸収されたものが、肝臓で選別、加工されて質のよい必要物質になることが一つです。もう一つは、そのつくられた必要物質を血管の中に移して、血管を通って体の各部分にもれなく運ぶことです。

　これらの作用を持つ薬草を、中国医学ではそれぞれ、前者を補血薬、後者を活血薬と呼びます。

　肝臓で行われる物質の選別、加工は複雑な仕組みです。西洋医学では、その一つひとつの仕組みをはっきりさせて、そのおのおのに働く薬をつくろうとしてきました。しかし、中国医学では、肝臓の全部の仕組みをカバーする薬草があり得ると言っています。

　この西洋医学と中国医学の違いは、医学的には大問題なのですが、私にはどうも、中国医学の言うこともあってよいと思え

てきました。もし、多くの仕組みの根源というか元締めのようなものがあるとすれば、その一点だけを攻めれば全体が動くことになります。残念ながら、中国医学では、その根源の仕組みが何であるかを示すことに成功していません。しかし、我々は、活血薬、補血薬、利水薬という三つのグループで研究し、多くの仕組みの根本が確かにあるらしいということを知りました。

活血薬について言えば、私が深海ザメの肝臓から取り出した有効成分が、末梢血管の閉塞改善の作用、コレステロールを減らす作用、赤血球変形能の強化作用、血小板凝集抑制作用、大動脈中膜のエラスチン増加作用などと専門家が呼ぶ、血管と血球を改善する多くの働きをこのただ一つの物質が持っていることが証明されました。

西洋医学では、これらの一つひとつの作用をする薬が別々にあり、一つの薬が複数の作用を持つことは原則的にありません。ところがやはり、中国医学の言うように血管と血球を支配する根元があって、深海ザメの肝臓からの成分のようにその根元に働いて全体を動かすものがあるのです。

また、補気薬は、体の中の数多くの機能、たとえば、運動機能、脳の機能、消化機能、免疫機能などの体の中のすべての働きをひとまとめにして活発にする作用を持つことになっています。一方、西洋医学では、一つひとつの機能は独立していて、使う薬もそれぞれ違っています。

我々は、補気薬に属する多くの薬草の成分を取り出しましたが、それらの成分に共通した性質がありました。それは、細胞の中に入り込むことができるという性質です。おそらく、補気

薬の働き方は、一つの細胞膜の中にこれらの成分がもぐり込みます。細胞膜というのは体に何十兆とある細胞を包んでいる膜ですが、これは体の中の情報伝達の重要な部分ですから、そこにもぐり込まれたということで、警報となって全身に伝えられます。すると、全身は何か異常が起きるぞというので、体全体の機能を上げさせて身構える、という筋書きが考えられます。
　我々が行ったある薬草に補気作用があるかどうかを知るための実験方法は、この考え方を支持しています。
　その実験では、補気の働きを持つ成分をネズミに注射してから、しばらくして尻尾を切ると、ほとんど血が出ません。どうしてそんなことが起こるかというと、注射することによって補気の作用が働いて、体内の肝臓などの重要な機能がフル回転します。そのため、その原料となる血液が体の中の重要な部分に集められ、その結果、あまり重要ではない尻尾への血液の配分が極端に少なくなるためと思われます。
　次に、水の働きは、体の中にできた廃物を体の外に排泄する作用ですが、固体の廃物が体の外に滲み出るのではなく、その媒介となるのは水分です。水に溶けた廃物が水と一緒に体の外に出るために体はきれいになるのです。したがって、水の働きの実態は、体内の水分をどのようにして体外に出すかにあります。
　体内の水分を外に出すことは、腎臓、腸、皮膚など、体が外に向かって開いているすべての部分で行われます。水分の体外への排泄を進める力のある薬草はたくさんありますが、その中から約20種の物質がこの働きを持つことがわかりました。こ

の20種の成分は、その化学構造が一定の規則に沿って出来上がっています。

　人の体は常に水分を外に出しているのですから、この規則に従ったかたちを持った物質が体の中にもあるに違いないと考えました。それを探し、それは女性ホルモンだとわかりました。

　女性ホルモンの働き方はよく調べられているので、それを利用して、水分放出のカラクリがはっきりしました。女性ホルモンが、ある仕組みを刺激し、その結果が何段階かの仕組みに次々に伝わって、最後の段階で水分を放出するカラクリを刺激する物質をつくります。その結果、水分の体の外への分泌放出が行われるという複雑なものです。

　皮膚での油の分泌は男性ホルモンですすめられることはわかっていましたが、水分の分泌は女性ホルモンですすめられることが初めてわかったのです。

　女性は男性に比べて上等な生き物で、女性の持っている機能は、運動機能を除いて男性よりも盛んに活動することができます。活動するということは、それだけ廃物の生産量も多いということで、女性ホルモンに水分分泌をすすめる力を与えられているのです。これで、男性はなぜ脂ぎっているのか、女性はなぜみずみずしいのかがわかりました。

　以上説明したように、中国医学に準備されている病気予防、自然治癒力、病気回復のための薬草は、今までの薬の考え方とはまったく違った見方から選び出されています。しかし、いくつか私が試みたように、科学的な説明も可能なことがわかります。

我々は数多くの薬草の有効成分を取り出しましたが、その多くは幅広い働きを持ち、気血水を整えるという大問題を見事に解決していることが科学的に証明されつつあります。病気の予防、自然治癒力の確保、病後の回復の促進のためにしなければならないこと、それは体を常に正しい健康な状態に保てばよい。至極当然な考え方です。
　そのために気血水を全部揃えればよいのですが、理論的にはわかってきても、まだ具体策が完成していないものもあります。徐々に製品を揃えようと思っていますが、今出来上がっているもの、近く予定しているものとその効果を話しておきます。
　質のよい血液をつくる働きのあるものを、血を補う薬、つまり補血薬と呼びます。補血薬を肝臓の病気に使ってよい結果を出しているところからみると、その働きは体に必要な物質の製造工場である肝臓の働きを正しくすることにあると思われます。材料は、世界で一番質のよい肝油を選びました。
　血液の流れをスムーズにするものを、血液を活き活きさせる薬、すなわち活血薬と呼びますが、その作用はすでに説明しました。材料は、10kgの深海ザメからわずかに０.１ｇしかとれない貴重な成分で、たいへん強い力を持っています。
　補血と活血を合わせて血と呼びますが、両者は同時に使われなければなりません。質のよい血液を体中にスムーズに配ることは人体の基本で、すべての人に使ってほしい製品です。その働きから言って当然、肝臓病や血液関係の病気の治療と予防に効果は大きいという結果が出ています。
　体の機能を向上させるものを、気を補う薬、すなわち補気薬

と呼びますが、朝鮮人参や田七人参がその働きを持っています。より強力な補気作用があるものを海から探そうと苦労しましたが、健康食品として有名なＥＰＡやＤＨＡに朝鮮人参よりは弱い力があるとわかった程度です。特に強いものはまだ見つかっていません。当分は良質の朝鮮人参で我慢することにしました。

　補気薬が求められるのは、体に活力が必要で、とにかく体とか頭で頑張らなければならないときと、風邪などの病気のときです。自然治癒力の増強とか、病後の回復の促進とかで、直接手をくだすのはこの補気薬です。

　体の機能を向上させるには、その源となる血液のスムーズな供給も必要です。したがって、補気薬を単独で使ってもあまり効果が上がりませんが、血の薬と同時に使うと単独の場合の100倍くらいの力を発揮します。私は、風邪を引きそうだと思うときには、必ずこの予防法を使っていますが、おかげでこの5年間一度も風邪を引きません。

　体の中の機能が働き過ぎることを、機能の異常亢進と呼びますが、これが原因の現代病が増えています。リウマチ、喘息、アトピー性皮膚炎、花粉症も、機能の異常亢進が重要な原因の一部と考えられます。余分に高まった機能の活動を静める働きを、息を休めるという意味の熄風と呼びます。機能が盛んになり過ぎて、息をハアハアさせる状態を静めるという意味です。

　ニュージーランドでリウマチの特効薬として見つけられた緑イ（貽）貝にこの働きがあります。アトピーや花粉症の人が緑イ貝の効果を実感するには、相当長期間の連用が必要のようです。緑イ貝を飲んですぐ効いたと感じることができるのは、あ

らゆる種類の痛みに対してです。

　痛みというのは、体の中の血の流れが滞ったときと、機能の一種である痛覚が異常に敏感になったときに感じるものです。それに対し、熄風の働きのあるものは、その痛覚の感じ方を抑えるため、少しの刺激では痛みを感じなくなります。

　熄風薬が必要な病気に対しても、血液の流れをスムーズにすることは大切で、補気薬の場合と同じに活血の作用のあるものと併用しないと、十分な効果を上げることはできません。

　体の中の水分を外に放出することを、中国医学では利水と呼びます。サルノコシカケ科のキノコにこの作用があります。しかし、食品としては使いにくいので、十分力を持ったある食品を原料にした製品の製造を計画したところです。後１年以内に完成したいと思います。

　すでに述べたように、体の外に水分を出すことは、体内にできるカスを外に排泄するために重要な手段です。そのため特に、成長のために機能がフル回転して多くのカスをつくり出す乳幼児、病気のために多くのエネルギーを使う病人、高齢のために水分放出の力が弱くなり、体中カスだらけになりやすい老人などにとっては大変大切なことなのです。

　体の水分放出はいろいろなかたちで行われますが、代表的なものは小便と大便です。世界の食事を調べてみると、各国独特の利尿と便通をすすめる働きを持つ食べ物が必ず日常的にとられています。日本でのその目的のための代表的な食品は味噌、醤油、納豆です。

　水分は皮膚からも大量に体外に放出されます。皮膚には、真

皮から表皮への水分泌をすすめるカラクリがあることがわかってきました。皮膚が美しいとか、みずみずしいとか、健康だとかを決める決め手は、真皮から表皮への水分分泌が十分に行われ、表皮が常に十分な水分を含んでいることであるということが、理論的に出来上がりつつあります。

　表皮に十分な水分を含ませれば、アトピーも水虫もなくなるし、シミもなくなるでしょう。女性ホルモンにこの作用があることはすでに述べましたが、体がつくる以上のホルモンを人工的に加えると、癌などよろしくない病気が起こるので、これは使えません。

　我々は、女性ホルモンが体内の水分放出をする仕組みをはっきりさせましたが、その仕組みの最終段階でできる、水分分泌の鍵を開く物質を見つけました。今、その物質を化粧品のかたちで外から与えることを計画しています。今までの試験では、みずみずしい肌にすることはもちろん、アトピーも著しく好転するし、シミも薄くなることが実証されていますが、刺激のコントロールに少し問題を残しています。いずれにしても、表皮に十分な水分を持たせれば、皮膚のあらゆるトラブルを取り除くことができると断言できる日は近いでしょう。

　以上のことから、他に気血水に関連する項目としては、理気、補陰、補陽の三つが残っていますが、理論としてつくり上げただけで、まだ具体的な手段が見つかっていないので省略します。

　本日の結論は、後数年で健康食品も化粧品も大きく変わるということです。

［5］世界の中医学

『世界の中医学』
（国家中医薬管理局主管　中醫薬信息雑誌　vol.6 no.4、1999）

　中医学（中国伝統医学）は去邪と扶正の二つの考え方から成り立っている。
　去邪の部分は、西医学（西洋医学）の考え方と基本的には一致するが、扶正の部分は西医学とは大きく異なっている。西医学はこれから病気の予防、自然治癒力の増強、病後の回復の促進などの新しい問題に着手しようとしている。しかし、これらは中医学の扶正の考え方で対応できること、さらには中医学にはそのための手段、方法がすでに準備されており、そのことに世界は注目すべきである。
　西医学もようやく、病気の予防などの未着手の医療の重要性に気づいた。そのための手段、方法はこれから研究が開始される問題であるが、中医学に準備されている扶正のための手段、方法を考え方の基本として借用するかしないかは、西医学がその目的を達成できるかどうかを決めることになる。
　西医学が中医学の考え方を借用し、さらに天然物を中心とする中医学の素材を化学物質を中心とする西医学の素材の純度に改善するためには、まず、中医学を完全に理解する必要がある。しかし、中医学は、科学が未だ到達していない超自然現象や精神的なもの、またはそれ以上の真理を含んだ深遠な学問である。中国人には理解できても、その他の世界の人々が完全に理解するのは不可能な学問である。

科学者にできることは何か。

　それは、物質を基調とした事象の観察のみである。この基本に立って、中医学の中で当面、西洋医学が必要としている扶正の部分から、物質に関連する部分だけを抽出し、科学の言葉を用いての説明を試みたところ、この試みは成功し、意外に容易にその説明を完成することができた。

　扶正とは、体を正常に保つことを扶けるという、人体にとっては自然で極めて重要なことを指している。そのことは容易に理解できるが、扶正を達成するための手段である気血津液（水）については、同じ文字を使う日本人にとっても極めて難解なものである。しかし、物質という範囲に限定して気血津液をみることによって、科学の言葉を使った、そして世界の人々が誰でも理解できる説明をすることが初めて可能となった。

　すなわち、"気"とは、人が生き、活動し、また、万一病気になったときにはそれを治療するための人体のすべての機能の発揮である。

　"血"と"津液（水）"とは、ともに機能発揮のために必要な物質の供給を表す言葉である。血とは血管を通じての良好な物質の供給である。津液とは、血管の通っていない組織や体液において、血管から送り出された必要物質の供給であり、この供給は組織や体液中での水分の移動に従って行われる。したがって、組織や体液中での水分移動の量と速度が組織や体液での必要物質の供給を左右している。

　体液の水分は、体が外部と接する部分である皮膚、腸管、膀胱、胃壁、口腔などから常に体外に放出することによって、体

中から体外に向かっての水流が形成されている。

体内各部での機能発揮に必要な物質は、まず血管で運ばれ、血管に隣接する組織や体液に送り出された後、この体内の水分の流れに乗って体のすみずみまで配送されるのである。

物質的にみた津液の作用は体内でつくられた老廃物の体外への排泄手段である、との見解はすでに持っていた。ところが津液はその他に、血管の通っていない人体各部への必要物質の配送という、より重要な意味を持っていたのである。津液の物理的な作用は、人体が外部と接するすべての部分からの水分放出を促進する作用であるが、この体内水分を移動させる原動力は未詳である。筆者は糖が関与していると推定していて、その確認のための研究を行っているところである。

結論として、物質という限定された観点から見れば、人体を正常な状態に保つための手段である気血津液とは、人体に必要な物質を体のすみずみまで順当に配分する。そして、その物質を原料として人体のすべての機能を十分に発揮させるための手段だという、至極当然なことを表現していたのである。

気血津液のすべてを解明する力を科学は持たない。しかしながら、物質を基とした気血津液の科学の言葉を用いた説明が完了したことは、その範囲内での中医学の科学的発展を考えることが可能となった。

気血津液を整えるための中薬（漢方薬）は、さらに細分されて、補気薬、理気薬、補血薬、活血薬、利水薬、補陰薬、補陽薬の七群に分けられている。理論的には、おのおのの分類に対応する各１種、合計７種の中薬があれば足りるはずであるが、

実際はおのおのの分類に対して各数十種の中薬が準備されている。

その理由は、中薬処方においては、一つの中薬に複数の効果を期待することが多いからである。すなわち、おのおのの中薬に気血水の物質的効果を超えた、おのおの異なった効果を期待している。そして今一つは、各中薬に病気の原因の除去や症状の改善という去邪に属する効果をも併せて期待しているためと推定できる。

西医学は物質的観点を超えた問題に対応する能力を持たないし、中医学の去邪の部分に対しては西医学も物質的には十分な手段を準備している。

したがって、西医学の観点からは、気血津液を整えるための中薬としては、補気薬などの7種に細分されたおのおのに対する中薬群の中から各1種を選択すれば十分である。また、西医学で使用される薬物は、純粋かそれに近い物質が要求される。そのためには選択する中薬の有効成分を決定する必要があるが、分離精製の指標となる動物試験法の組み立てが極めて困難なこともある。そのこともあって、気血津液のおのおのの作用を表す有効成分を決定する研究はあまり進んでいない。

筆者らが行った研究の結果は、人参に含まれる補気成分であるサポニン、サメの肝臓エキスに含まれる強力な活血作用成分、チョレイ（猪苓）、ブクリョウ（茯苓）などに含まれる津液作用と推定されるトリテルペノイドなどがある。また、もっとも安価な津液作用成分としては、大豆からイソフラボンを分離した。

人参の補気作用の成分分離に使用した動物実験については、すでに中薬通報に発表した。サメからの活血成分は、大病を患った人間が回復する過程の改善を指標として有効成分を分離した。そして、その成分について、動物に人工的に発生させた各種血栓症のいずれにも著しい改善作用があることを確認して、活血作用成分と決定した。
　チョレイからの津液作用成分の分離研究は、津液作用発現の結果として現れると想定されるネズミの体毛の発毛促進を指標として行った。ブクリョウからの津液作用成分の分離研究は、ネズミの耳に強力な起炎物質（炎症を起こさせる物質）を塗布して惹き起こされた炎症を防止する作用を津液作用発現の一端と想定して行った。
　さらに、分離されたチョレイ、ブクリョウの有効成分について、これらが津液作用物質であることを確認するために、ネズミの表皮に含まれる水分の増加作用の有無を調査中である。
　理気薬、補血薬、補陰薬、補陽薬に対する気血津液作用を有する成分の分離研究は未だ進展していない。しかし、物質的観点からの説明が完成したことは、科学的な探求を行うことを可能にしたもので、これらの中薬群についての有効成分分離研究も期待できる。特に、補気薬の研究は急がれねばならない。
　気血水の物質に関連する部分の科学的説明が完了したことは、西医学が求めはじめている病気予防、自然治癒力の増強、病後の回復促進という重要な問題に対して、具体的な解答を与えることを可能にした。
　病気予防に関しては、血作用を有する中薬の有効成分と津液

作用を有する中薬の有効成分との組み合わせによって対応すれば足りる。自然治癒力の増強と病後の回復促進とに関しては、おのおの気血津液の作用を有する中薬の有効成分三種の組み合わせが必要である。自然治癒力の増強は、あらゆる病人に必要なものであり、すべての医療は西医学的対応とともに気血津液作用を期待した対応がとられるべきである。

　また、津液作用は、外用によって皮膚の状態を正常に保つためには特に重要な因子である。中薬の津液作用を利用することによって、将来の化粧品は皮膚を飾るだけでなく、真に皮膚を美しくするための化粧品へと進歩することになる。かくのごとく西医学は新しい方向に変わろうとしているが、その成否は西医学がいつ、中医学に着目するかにかかっている。

　時を待っていた中医学が動き始めた。すなわち、中医学に部分的な文芸復興が始まり、中医学が中国の宝にとどまらず、人類の至宝となる第一歩を踏み出したのである。中医学は今、世界の人々から望まれている。

[6] 健康食品はどうあるべきか

講演、2006年6月12日

　健康食品への希求は現代医学の足らざるところを補うことを目的に起こりました。ところが今の健康食品の実情をみると、現代医学で何が足りないかの究明から始めなければならないところを、民間伝承を含めての使用経験から有効らしいと思われたものが無差別に市場に取り入れられています。

　これらの健康食品には、二つの大きな欠点があります。

　その一つは、有効性の説明に西洋医学的手法がとられていることで、二つ目は、その力、効力を現す量との関係が無視されていることです。

　第一の欠点については、それぞれの健康食品の説明のほとんどが西洋医学的手法でなされていますが、それならば、その説明が必要な人体の不調については、西洋医学にすでに強力かつ安全な医薬品が準備されているので、効果の不確実な健康食品の助けは必要ないということになります。

　第二の欠点については、多くの健康食品がかつては効果を現したことは事実でしょうが、そのときに用いられた量が市販の健康食品にも使われているという保証はありません。何々に効くと書かれていても、どれぐらい用いたらどれだけの効果を示すかの説明は皆無です。しかも、加えられている西洋医学的な説明のほとんどは、動物に大量に用いて現れた効果であり、市販の健康食品が実際に説明された効果を示す可能性は少ないと言えます。

それでは、真の健康食品の備えるべき条件とは何でしょうか。それは、現代医学の足らざるところを補う力がなければならないということです。

　現代医学の足らざるところの代表は、病気の予防、自然治癒力の増強、病後回復の促進です。西洋医学はようやくこれらに対する対応を準備することの重要性に気づいたところで、まだ具体的な手段を持っていません。一方、中国医学は、これらの目的を達成するためには身体を正常に保つこと、すなわち健康体を保てば十分であるとしています。この理論は当を得たものであり、健康食品の真の目的に合致しています。

　中国医学は身体を正常に保つための具体的な手立てを準備していて、それは気・血・水という三つの事柄を整えることだと教えています。

　人間が生き、活動し、成長するために必要なことは何でしょうか。それは、人体の機能が働くことです。これを中国医学では気と表明しています。血と水とはともに機能発揮のために必要な物質の供給を表す言葉です。血とは、血管を通じての良好な必要物質の供給です。そして水とは、血管から送り出されたその必要物質を血管の通っていない組織や体液へ供給することを表しています。

　人体の無数の機能の中のいくつかについては、西洋医学はそれぞれの機能を賦活したり抑制したりする手立てを準備しています。一方、中国医学は、すべての機能を一度に左右することができる方法を見つけ、そのための具体的な手立ても準備しています。また、血・水に対しては、西洋医学は何らの手立ても

持っていませんが、中国医学は具体策を示しています。

　ところが、中国医学の中に準備されている気血水を整える手立て（素材）は主として1600年前までに定められたもので、今の人々の健康保持への願いの度合いからみると、その力は不十分と言わざるを得ません。

　したがって、中国医学の中に準備された素材及び新しく見出されるより強力な素材について、気血水を基本とした効果の立証が行われ、かつ、効果を現すことのできる量が用いられたものに限って、健康食品という名称を与えることができるのです。

［7］漢方薬の科学的説明の現状

2005年8月23日、私信

　漢方薬の重要な理論である気血水理論が、誰でもわかる科学の言葉で初めて説明された。
　漢方薬を西洋医学の医薬品と同等に扱うことができる時代は近い。

I　気血水理論の説明
（1）気血水の構成要素である気、血、水おのおのについての科学の言葉を用いた説明は、中国の明代には完成していたと思われる。

気…体内にある自律神経の機能
血…体内血流の促進・調整
水…体内水分の配布と調整
　　　補気…自律神経系の機能の亢進
　　　理気…自律神経系の機能の異常亢進などの調整（自律神経失調症など）
　　　補血…良質な血液の生産保証
　　　活血…体内の血流の保証
　　　利水…体内水分の配布量の保証
　　　補陰・補陽…体表面部への水分の分配と体内部への水分の分配

（2）気血水委員会の行った気血水の科学的説明の追加
ⓐ　気
　　自律神経系の機能の他に随意系の機能を加える
　　随意系の補気＝随意系の機能の亢進…皮膚、筋肉など
　　　随意系の補気薬の代表
　　　　うこん…有効成分はクルクミン
　　　　唐辛子…有効成分はカプサイシン（立証中）
　　随意系の理気＝漢方では、熄風鎮痙薬として整理されている。痙攣は、痛みが極まったときに起こる。すなわち、熄風鎮痙とは、筋肉、骨などに起こる痛覚の異常亢進を抑えることと推定した。
　　　熄風鎮痙薬の推定される有効成分例
　　　　淡菜（緑イ貝）…有効成分は、奇数炭素を有する長鎖脂肪
　　　　　　　　　　　　酸、イノシン（核酸塩基）

ⓑ　血、水
　　従来、水については、体内水分の配布のみを重視してきたが、血、水ともに体内機能発揮に必要な物質の体内各所への配送に重要な役割を果たしている。今まで、血管での必要物質の体内配送としては、血の作用として十分説明されてきたが、血管のない組織、漿液などで必要物質の移動配送については考察されたことがなかった。
　　人体には、体内部（水の供給源である血管が存在する）から水分放出部である体表面に向かって水流が存在することが考えられる。おそらく、血管の存在しない体のすみずみまでの配送

はこの水流を利用しているのであろう。

　体内での必要物質の配送が血流、水流の両者で行われるとすれば、血と水との両者間には切っても切れない相互関係が存在するはず。

　すなわち、血水両者が相まって作動したときに体内必要物質の配送は完成されることになり、血、水両者は別個のものではなく、常に共同作用が要求される。

ⓒ　血、水の体質改善的効果

　中国中医研究院・中薬研究所の辺教授は、血水の長期共同作業は、体質を変換するほどの効果を示すことを示唆する実験結果を発表した。すなわち、活血薬、利水薬の有効成分の組み合わせ処方を約1ヵ月間投与したネズミは、遊泳実験において、疲労し難い体質に改善されたと推定される以外にない実験結果を示した。

　この効果は極めて重要な発見であるので、追試確認実験を実施後にあらためて説明を加える予定である。

ⓓ　気と血、水群との関連

　気血水という言葉が繁用されるように、この三者は同格のように考えられてきた。ところが深く検討すると、血水という切り離せない概念と気という独立した概念とが一緒に働いて初めて十分な人体機能発現が完成するということを示している。

　したがって、補気薬は独立して機能賦活の作用を発揮できるが、血水がともに作用したときほど満足な機能発現は得難い。

また、血水も共同で体内血流、水流を整備できるが、気がともに作用したときほどの満足な体調の獲得は望めないのである。

気には、体内血流とともに体内水流を体内部、または体表面部に偏在させる作用があることは既述したが、この作用を十分発揮させるためには気と血水の協同作用は特に重要である。

（3）上記の気血水作用生薬の効果を実証する動物実験法の開発完了

ⓐ　自律神経系の補気

補気作用があれば体内血流が自律神経系機能のほとんどが存在する体中心部に偏在することを知る血流試験法を開発中（初期にはネズミの尾の先を切断したときの出血量を指標とした実験法を採用）。

現在は血流量を直接測定できる機器が開発されている。

ⓑ　随意系の補気

体表面部（皮膚など）への血流偏在または水流偏在を指標とした実験法開発中。

目下、随意系の補気薬有効成分について、脳内セロトニン生産を促進する可能性に関して検討中。成功すれば、随意系の補気作用全体の解明が可能となる。

ⓒ　血水の相互作用を応用した活血、利水作用の確認

活血作用の確認には、体内血流の滞りない運行を知る動物実験として用いられる各種動物血栓症の改善を指標とした実験法

の応用が考えられる。利水作用は体内各部の水流測定を行う西洋医学の薬理的実験法が考えられる。しかし、両実験法がおのおの、漢方で言う活血作用、利水作用を表明する実験法になるかどうかの確認は、自律神経系の補気作用成分を決定したときのように、活血作用を有するとされている生薬のほとんどの有効成分がその作用を有するか、また、利水作用を有するとされている生薬のほとんどの有効成分がその作用を有するかを確認できて初めて、活血作用、利水作用を有すると決定できることで大仕事となってくる。

　血および水の作用においてもっとも重要なのは、血、水二者の相互作用であるから、その相互作用を応用した実験法がもっとも望ましい。血、水のもっとも重要な相互作用は、両者の長期運用の結果現れる体質改善的な効果である。従来、その効果の確認された有効成分、たとえば、活血作用を有するサメ肝臓エキス、利水作用を有する大豆イソフラボンを、おのおの活血作用、利水作用の代表とする。そして、新しく知ろうとする利水作用候補成分や活血作用候補成分を組み合わせて、血、水による体質改善効果を調査して、おのおのの候補の合格者を確定する方法を探ることが可能となった。

　残された問題は、これらの処方を用いた臨床試験の完成である。

II　気血水処方と美容効果の提唱

　内服の気血水処方が美容に与える効果の原動力は、皮膚での血行促進および水分配分の完成による皮膚正常活動の保証であ

る。

　血行促進は皮膚正常化および皮膚成長に必要な物質の滞りない供給を保証し、皮膚への水配分の完成は、血管から放出される皮膚必要物質、特に重要な成分である水分を皮膚末端にまで不足のない供給を行うことを保証する。これらの目標は、血と水のみで構成された処方で充分達成される。

　血水構成成分は、血行、水流を促進するにとどまらず、体質改善を行うことが見出されているが、その中には当然、皮膚質の根本的な改善も含まれているはずである。この皮膚質改善が具体的に何を指すかを知ることは、今後の重要な研究課題となるであろうが、皮膚の若返りなどもその中に含まれると推定される。

（1）外用化粧品による美容効果発現はほとんど皆無に近い

　従来の皮膚美容の目的に、本来皮膚組織中に存在するコラーゲン、ヒアルロン酸などの重要物質を外用化粧品として供給することが真面目に考えられてきたが、この想定には大きな間違いがある。そのことを指摘した美容研究家が皆無に近いことは理解に苦しむところである。この間違いがいかに大きな間違いであるかは、化学を学んだ人は容易に気づくことである。

　皮膚に起こった化膿菌感染を抗生物質で治療する例について、内服による抗生物質の患部到達による効果と、抗生物質を外用塗布した場合の効果を比較してみると、外用塗布は、大量の抗生物質を患部局所に適用することができるので、その効果がはるかに大きいと考える人が多いかもしれない。しかし実際

は、局部濃度が１ｍｇ／ｍℓ以下と推定される内服のほうが、局所外用に比べて確実に大きい効果を上げることを経験した人は多いであろう。

　外用による薬の効果は極めて小さく、皮膚表面から深部に入るにつれて薬物濃度は対数的に減少し、表面から1cmの部分に到達できる濃度は塗布量の0・1％以下になることも考えられる。特に高分子の化合物は吸収困難で、コラーゲン、ヒアルロン酸などは皮膚に薄い１枚の皮膜となって拡散するだけで、これらの物質をあるべき地点まで到達させることなど間違ってもあり得ない。したがって、これらの物質の皮膚表面保水効果も、皮膚最外部の薄皮１枚の問題に過ぎず、従来の有効性の説明はすべて間違いであると言っても過言ではない。

（２）理想的美容法の出現
　気血水αという内用により劇的な美容効果を発揮する素材が美容の世界に初めて登場したことにより、また、その美容効果を科学的に説明し得たことによって、理想的な美容法を追求する手段も明らかになってきた。劇的効果を有する内用化粧品の存在が臨床的に、科学的に明確にされた今、化粧品は内用化粧品（美容薬という言葉を提唱する）と、従来の装飾を主体とした外用化粧品とに分別されるべきであることが、自然に浮かび上がってきたのである。

（３）内用化粧品（美容薬）
　気血水αを構成する血と水処方部の示した美容効果について

は、すでに触れたので、ここではウコン・クルクミンの単独効果を追加説明する。

　クルクミンは随意系機能の補気作用を有する。すなわち、クルクミンは、用量依存的に単独でも作用して、体内血流および体内水流を皮膚などの体表面部に偏在させることをすでに推定している。体内水分を皮膚など体表面部に偏在させるコントロールを随意系の補気作用生薬の有効成分が行うことなど。今まで夢想だにできなかったことであるが、自律神経系補気薬の有効成分が逆に体内血流及び体内水流を体内部に偏在させるという研究を十分に行っていた結果として自然に浮かんできたものである。

　皮膚に多量の血液偏在があることは、皮膚生理の健常な皮膚を保持することであり、水分偏在は皮膚美容の観点からもっとも望まれてきたことである。この両方がクルクミンの内用によって理想に近い状態に達成できることが明らかになった時点で、化粧品業界は研究方向、技術改善方向の180度変換を行うべきである。この新しい知見を多くの人々に納得してもらう道はただ一つ、その効果のある内用化粧品を市販に供し、大多数の人々の効果確認結果を得ることである。

（4）追加されるクルクミン単独の内用、外用共通の効果
　今まで述べたことは、主としてクルクミンの内用効果である。クルクミンのような物質は、蛋白質を強化する、いわゆる蛋白収斂作用を有し、表皮角層蛋白片を収斂固定し、乱れのない皮膚表面層をつくる作用を持っている。

表皮角層蛋白質の固定化は、皮膚機能の正常化にとっては極めて重要なことである。外観的にも乱れのないキメ細かい皮膚外観を形成するとともに、正常な皮膚機能発現を容易にして、シミ、シワ、ソバカス、くすみ等外観異常を修正する皮膚機能をフルに発揮させることになり、外観、実質ともに備わった理想の皮膚像実現の原動力となる。

　クルクミン単独の外用効果は、同濃度のクルクミンを有する気血水の外用と同程度であることは容易に推定できるが、クルクミンの内服と同濃度のクルクミンを有する気血水αの内用とでは、その効果には格段の相違を生じる。

[8] 漢方の科学的説明の現状への追加付録

2005年9月11日、私信

　補気薬の有効成分が自律神経系の諸機能を賦活するとき、その有効成分はどのように作用するのであろうか。

　従来の中国科学者の説明によれば、自律神経系に対する作動命令は、主として延髄から発せられるとされているので、補気薬有効成分が延髄に作用し、延髄は自律神経系の諸器官に機能賦活の指令を発すると考えられる。

　その指令は、脳がある器官の不調を認識したとき発せられるものであるが、その指令が各器官固有のもので、特定の器官だけを賦活するものであるか、または、すべての自律神経支配器官に共通なもので、全器官が同時に賦活されるものであるかは、明らかではない。

　補気薬有効成分には、上記の作用の他に、体内の血流を自律神経器官である内臓などが多く存在する体内部に偏在させるという面白い特徴的な作用があることが推定された。補気薬の有効成分を分離するために多くの動物実験を行ったが、そのとき、皮膚などの体表面に近い部分への血流が抑制される現象がたびたび観察された。

　この変化は、たとえば一つの自律神経系の内臓器官に不調が起こったとき、延髄からはすべての自律神経系の器官に賦活の指令が発せられる。そのとき、これらの器官は同時に大量の機能発揮必要物質を消費するので、それを補う大量の必要物質を血流によって配送しなければならない。そのために人体は血流

を自律神経器官の多く存在する体内部に偏在させる仕組みをとる、と推定している。

　この観点からは、延髄から発せられる指令は、特定の自律神経器官だけでなく、すべての自律神経系機能に同時に発令されるために大量の血液が一時に必要となるとしたほうが理解しやすい。これは、西洋医学にはかつて存在したことのない考え方である。しかし、この推定は、一つの漢方生薬が多くの内臓器官の疾病に処方されている漢方臨床経験からは支持されるであろう。

　従来、体表面での血流は皮膚の水分測定値から推定された。血液は体内への水分供給源であるから、水分測定値は血流を表明している。最近では、皮膚血流の測定も可能となってきているから、血流の体内偏在という、従来考えられたことのない重要な現象を科学的に解明することは今後、精力的に進める必要がある。

　血流偏在の仮定を用いながら、補気薬有効成分の作用機序をまとめると、補気薬有効成分が延髄などの自律神経コントロール部に作用すると、延髄は全部の自律神経支配機能を一律に賦活することになる。将来、西洋医学が補気薬的医薬品を開発するとしても、特定の自律神経の器官のみを賦活するものに過ぎないであろう。そのため、人参サポニンなどを使った補気作用機序研究は、新しい西洋医学発展のためにも重要なことである。

　たとえば、ある内臓器官の不調によって発病したとき、西洋医学的対応では、その特定器官のみの調整が望まれるだけである。ところが、漢方補気薬有効成分使用の漢方治療では、その

特定器官の不調を治すだけでなく、他の自律神経支配の機能も同時に賦活するので、人体にとっては理想的な治療が行われるのである。

　西洋医学においても明らかにされているように、一つの器官の不調は他の器官の不調を誘発することはたびたびある。漢方薬有効成分を単独で用いた疾病対応でも、補気作用期待の療法に限っては、西洋医学をはるかにしのいでいる。ましてや、漢方薬有効成分を素材として組み立てられた気血水βのような科学漢方薬においてをやである。

［9］随意系の補気の追加付録
随意系の機能を動かす補気薬に推定される諸作用機序

2005年9月11日、私信

　随意系の補気薬の有効成分は、脳髄に作用すると推定される。そのとき脳髄は、随意系の各機能に賦活指令を発する前にまず、「気力を充実するぞ」「やってやるぞ」という強い自覚をすると推定している。この推定は、随意系の補気薬の代表である、ウコン・クルクミンを含む気血水処方の臨床試験において、いやいや病と通称される過敏性大腸炎（過敏性腸症候群）とか引きこもり症、うつ病などの、従来は効果的な治療法のなかった諸症に効果を示した事実から行われたのである。

　数年前、ウコンなどの代表的な食品がアドレナリンの分泌を促進することが証明された。アドレナリンは多くの人体機能を賦活することでよく知られているだけでなく、体中に貯えているグリコーゲンを分解してブドウ糖とすることもわかっている。

　このブドウ糖は、アドレナリンによって起こるとされている各種運動機能の発現の燃料として重要なものである。唐辛子のカプサイシンにクルクミンと同じく随意系の補気作用があるかどうかは、今後の面白く重要な研究課題である。今のところ、カプサイシンの化学構造はクルクミンの化学構造と重要部分でよく一致しているので、カプサイシンも補気作用を持っていると推定している。もし、一般に食品辛味料が随意系の補気作用を持つことが判明すれば、辛味料が気力充実という機能を発現するために重要な意味を持っていたことになり、唐辛子を多食

する民族との関連の解明を進めることによって、新しい健康保持手段の発現につながるかもしれない。

いずれにしても、随意の補気の賦活作用とアドレナリン分泌促進作用との間にいかなる関連があるか、早急に検討されなければならない。

近年、社会機構が複雑になり、ストレスによる消耗やうつ病などの心因性の病気の多発を招いている。もし、随意系の補気作用研究が進展すれば、人々が皆、気力の充実した元気一杯の日常を送ることが可能となって、うつ病も引きこもりもない世の中が実現できるかもしれない。そのためには、中国医学が数千年前に見出した随意系の補気という概念の科学としてのより深い研究の進展を図らねばならない。

先に、自律神経系の補気作用を有する漢方薬有効成分が人体の血流とそれに伴う水流を人体内部に偏在させるという、中国医学独特の考え方を説明した。随意系の補気作用を有する漢方薬有効成分は、逆に人体の血流、水流を皮膚、筋肉などのある人体表面部に偏在させると推定されることもすでに説明した。

この現象は、たまたま気血水αを何人かの人に試用してもらったとき、30歳代の数人の女性が見違えるほど美容効果を発揮したという事実に遭遇した。この事実は、気血水α中のクルクミンにより、人体の血流、水流を皮膚に偏在させたために起こったと推定された。血流、水流を皮膚に偏在させることなどは夢にも思わなかったことで、これこそまさに美容の根元である。この思考が発展して、「気血水処方と美容効果…美容薬の提唱」となった。

【第4章】

小菅先生の功績

(1) 小菅先生の功績と21世紀医療における中医学の役割

横浜薬科大学学部長・静岡県立大学名誉教授　辻　邦郎

　健康に勝るものはない。健康は皆の願いであるが、病院の待合室はいつも一杯である。食生活、生活様式、社会システム、いわゆるライフスタイルの急激な変化によって、現代人が悩まされる病気の内容、質も昔のものとは異なるものになってきている。たとえば、生活習慣病（高血圧、糖尿病、高脂血症）、心臓病、うつ病、アルツハイマー病など、近年、深刻な社会問題となっている。また、肝臓疾患、リウマチ、神経痛、アトピー性皮膚炎などで苦しんでいる人が多いにもかかわらず、根本的な治療法がないのが現状である。このことは、万能と思われてきた現代医療に限界があることを暴露している。

　小菅卓夫先生は、このような現代医療の不備、欠陥を憂慮し、現代医療に足りない、力の及ばない部分を補完する解答が中医学にあることに早くから気づき、理解困難な中国伝統医学の解明に着手された。

　小菅先生は海軍兵学校在学中に終戦を迎えられたが、戦後の混乱期で、しかも食糧危機の真っ最中、天然資源のない日本の将来には科学が重要になると考えられ、昭和21年に東京帝国大学医学部薬学科に入学された。東大では有機化学を専攻されたが、卒業後、金沢大学では天然物に含まれる有用成分の研究にも興味をもたれ、「ドクダミの抗菌成分の研究」で日本薬学会学術奨励賞を受賞された。

　その後、34歳の若さで静岡薬科大学に教授として赴任され、

有機化学と天然物を中心に研究をされ、多くの成果を上げられ、昭和 62 年には日本薬学会学術賞を受賞された。

　しかし、薬害、薬の副作用が表面化し、医薬品の安全性が大きな問題になったのを契機に、小菅先生は漢方にも興味をもたれていた。昭和 47 年には漢方薬が見直され、漢方エキス製剤が薬価収載されたが、小菅先生は昭和 55 年には、おそらくわが国の大学では最初と思われるが、漢方研究所を静岡薬科大学に設立された。

　小菅先生のこのような経歴をいま振り返ってみると、先生は次の時代に求められる医療とは何かを絶えず考えておられたようである。

　現代医療で対処できない疾患では複数の原因が関与しており、ピンポイント療法といわれる現代医療の対処法では根本的な治療は不可能である。それに対し中国医学における病気治療の基本概念（去邪扶正）「病邪そのものを攻撃するのではなく、崩れた身体のバランスを修正、修復して正常に戻し、自分の力（自然治癒力）で病気を治す」という考え方はまさに、現代医療に欠如している部分を補うものであると、先生はお考えになった。

　中医学では疾患の部分だけでなく患者の全体を把握し、身体のバランスを整えることを主眼とし、気、血、水のバランスを考え、生薬が配合される。しかし、生薬の場合、産地、季節、収穫時期によって成分は異なり一定ではなく、効果も医薬品のように確実ではないし、強力でもない。そこで小菅先生は、これまでの天然物研究で培った分離技術を駆使し、気、血、水の

作用を持つ強力な新素材の探索を志したが、それは決して容易ではなかった。

　新素材発見のきっかけとなったのは、深海ザメ肝油の研究であった。深海ザメ肝油が瘀血症状の改善に効果があるという臨床試験の結果から研究を行い、強力な「血」の作用を持つ物質を発見された。また、大豆に含まれるイソフラボン類に女性ホルモン様作用があることを世界で初めて発見され、これを「水」の素材とされた。「気」の素材としては漢方の書物を参考にして、唐辛子の辛み成分のカプサイシンとの関連からクルクミンを選択されたが、慧眼という以外に言葉もない。

　医学の始祖ヒポクラテスは、「病気は人間の身体の自然の働きによって治るものであり、治療はその働きを助けることである」と言っているが、これは中医学の「恒常性維持（扶正）をもって病邪を除去する（去邪）」と通ずるところがある。病気の予防、自然治癒力の保持増強、病後の快復促進は重要であるという認識は現代医学にもあるが、具体的な医学的手法は示されていない。しかし、中医学には恒常性維持の具体的手段として気血水理論が示されており、小菅先生は東西医療の融合によって完全な医療が確立されると考えておられた。

　気、血、水の作用を持つ3種の化合物を含む気血水 α は、健康食品というより健康維持薬とも言うべきものである。現代医療に足りない、力の及ばない部分を補完するものであり、病気で苦しむ多くの人たちを救うと同時に、病気の予防、予後のケアに役立つものであると思われ、いま望まれている医療の先鞭をつけたものと言えるのではないであろうか。

（2）小菅先生が遺されたもの

小菅貞夫論文刊行委員会　東　茂由

　小菅先生は、中国医学の気血水理論を現代の科学の言葉で解釈することを試み、一定の結論に達しました。

　特に、気、水に関して新しい解釈をしたことが圧巻です。気については、従来、中国医学では自律神経からのみ説明していました。それに対し、小菅先生は、気は随意系にも作用するという見解を示しました。水については、血管のない部分へ必要物質を送ることであることを解き明かしました。同時に、老廃物などの不要物を体外へ排泄する水流であることも明らかにしました。

　また、補気薬は「体の中の数多くの機能、たとえば、運動機能、脳の機能、消化機能、免疫機能などの体の中のすべての働きをひとまとめにして活発にする作用を持つことになっている」と述べています。これも新しい知見です。さらには、「補気薬に属する薬草の成分に共通した性質として、細胞の中に入り込むことができるという性質があることを発見した」と報告していますが、これも注目に値します。

　そして、その解釈に基づき、気血水理論を実現する薬として気血水αなどを開発し、製品化しました。気血水αは、うつ病の薬として製造特許を取得しています。

　普通、漢方薬は、各種の生薬を配合します。生薬の原料は大半が植物で、根茎などを丸ごと使用します。

　それに対して、小菅先生が開発した気血水2000や気血水

αなどの製品は、天然物から抽出した特定の成分を数種類配合しています。漢方薬は特定の成分を用いることはないので、この点において、小菅先生が開発した製品は従来からの漢方薬とは異なります。

といってもちろん、特定の成分を化学合成する西洋医学の薬とは異なります。成分を抽出していますが、合成はしていません。あくまで天然物質として使用していますが、先生は化学物質を配合処方して創薬することにこだわっておられました。

気血水を満たす漢方薬は従来からありました。しかし、小菅先生は、現代に合った、気血水の強力な作用を持つ製品として気血水αを考案されました。

特定の抽出成分ということでは西洋医学の薬に近いし、西洋医学的な観点も入っているといえるでしょう。しかし、気血水理論の解釈に立って開発したことにおいて、現代医学の薬とはまったく異なります。小菅先生が開発された製品は、新漢方と呼ぶのがふさわしいのでしょうか。

気血水αの特徴の一つは、その成分が脳関門を通過して、脳の中へ入ると思われることです。玉川学園・岡田医院の岡田研吉院長は、気血水αを、過敏性腸症候群や潰瘍性大腸炎、クローン病などの現代的な腸の疾患の患者に、漢方処方と併せて投与しています。そして、慢性的な下痢に即効性があることを確認しています。

30年、50年来の重症の下痢が、服用数日から1週間程度で改善したと報告しています。効果が現れる速さから、気血水α

に含まれる成分は、脳の脳関門を通過し、脳を介して腸に作用するとしか考えられない、との見方を示しています。

これら腸の病気の発症や悪化にはストレスが関係していると考えられています。だから、これらの病気による腸の症状が短期間で改善したのは、脳のストレスを取ったからと考えられます。気血水αに配合している成分に関しては、ウコンのクルクミンには脳のセロトニンを増やすことが動物実験で確認されています。小菅先生は、気血水αがうつ病の改善に効果があったことを確認されていますが、それはクルクミンがどういう形にせよ、脳関門を通過し、脳に作用したためと考える他ないでしょう。

過敏性腸症候群は、機能性消化管障害の一つです。機能性消化管障害は、症状はあるが、炎症、潰瘍などの病変はない消化管障害の総称です。過敏性腸症候群のほか、炎症のない胃食道逆流症、機能性ディスペプシアなどが含まれます。

腸は第二の脳と言われますが、実際、たくさんの神経細胞が分布しています。また、腸は人体で最大の免疫器官で、数多くの免疫細胞があります。

神経、免疫を介して腸は脳と密接な関係にありますが、それを脳腸相関と言います。つまり、脳がストレスを感じると、その影響が腸に及びます。一方、腸に不調があると脳に影響し、うつ状態をもたらすことがあります。

過敏性腸症候群もそうですが、機能性ディスペプシアも脳腸相関が関与すると考えられています。消化管運動の異常、消化管知覚の過敏、胃底部適応性弛緩障害などの機能異常が関与して

157

います。そして、その機能異常を脳で不快な経験として知覚（認知）し、その反応がさらに消化管機能異常を悪化、慢性化するという脳腸相関の悪循環が関与しています。

六君子湯は、現在もよく使われている漢方薬の一つです。食欲不振や胃もたれなどの上部消化管の症状に対して使われることがよくあります。

六君子湯に関して、六君子湯の構成生薬の中の人参・大棗・生姜については、ストレス性に生じる視床下部―下垂体―副腎皮質系機能の亢進を抑える作用があることが動物実験でわかっています。ヒトの実験でも、静脈採血をするために針刺激によってＡＣＴＨが上がり、1～2時間後にコルチゾールが上がってくるのですが、六君子湯を事前に飲んでおくとコルチゾールの上昇が抑えられることが明らかになっています。

これは、六君子湯に配合されている人参・大棗・生姜の成分が脳関門を通過し、脳に作用するということであると報告されています。つまり、従来から漢方薬には、脳関門を通過し、脳に作用する成分が含まれているものがあったわけです。

小菅先生は、中国医学の気血水理論を現代科学の言葉で説明することに挑まれました。

自身も述べておられますが、気に関して、従来の中国医学では、自律神経系からしか説明がなされていないことに疑問を持っていました。

その解釈の研究を進める過程で、うつ病の人に気血水2000とウコン・クルクミンを服用するように勧めたところ、うつ病が劇的に改善しました。この実際例を目のあたりにして、

ウコンのクルクミンが脳関門を通過して脳に入り脳に作用することを確信したのでしょう。

そしてそれは同時に、気血水理論の気に関する科学的な説明を施す糸口にもなったはずです。

それはともかく、六君子湯に含まれる生薬が脳関門を通過して脳に作用することは、現代だからこそ明らかになったことです。それに対して、小菅先生は、脳関門を通過して、脳に作用することをも意図して、気血水aを開発されました。今後の創薬開発に新しい道を開いたことで、その功績は非常に大きいと言えます。

小菅卓夫先生略歴

大正 15 年 5 月 24 日	島根県鹿足郡青原村において出生
昭和 20 年 10 月	海軍兵学校卒業
昭和 21 年 4 月	東京帝国大学医学部薬学科入学
昭和 24 年 3 月	東京帝国大学医学部薬学科卒業
昭和 24 年 4 月	慶應義塾大学医学部勤務
昭和 25 年 11 月	文部教官、金沢大学薬学部助手
昭和 27 年 10 月	薬学博士（東京大学＝ドクダミに含有される抗菌物質の構造に関する研究）
昭和 27 年 11 月	金沢大学薬学部講師
昭和 30 年 4 月	日本薬学会学術奨励賞受賞
昭和 30 年 10 月〜 32 年 10 月	米国南カロライナ大学（博士研究員）
昭和 33 年 4 月	金沢大学薬学部助教授
昭和 34 年 3 月	静岡薬科大学教授
昭和 37 年 4 月	静岡薬科大学大学院修士課程担当
昭和 39 年 5 月	静岡薬科大学大学院博士課程担当
昭和 40 年 5 月	知恩会斎藤奨励賞受賞
昭和 41 年 4 月〜 昭和 42 年 4 月	日本薬学会・薬学研究長期計画委員会委員
昭和 43 年 6 月	三島海雲記念財団学術奨励賞受賞
昭和 44 年 1 月	薬剤製造学の調査研究のため米国、スイス連邦、イタリア共和国へ出張
昭和 44 年 4 月〜 47 年 3 月	日本薬学会東海支部幹事
昭和 44 年 11 月	内藤記念科学奨励賞受賞

昭和47年4月～ 50年3月	日本薬学会評議員
昭和48年6月	三島海雲記念財団学術奨励賞受賞
昭和52年10月～ 63年3月	静岡県消費生活技術顧問
昭和55年4月	静岡薬科大学漢方薬研究所教授（兼任）
昭和60年4月	静岡薬科大学漢方薬研究所所長（兼任）
昭和60年6月	中国北京へ出張
昭和60年10月～ 62年9月	静岡薬科大学大学院主任
昭和61年10月	静岡薬科大学学長
昭和61年10月～	（財）静岡健康管理センター評議員
昭和61年10月～	（財）大学基準協会評議員
昭和61年10月～ 62年3月	静岡県がん対策懇談会委員
昭和62年4月	日本薬学会学術賞受賞
昭和62年4月～	生活科学検査センター理事 鈴木梅太郎博士顕彰会顧問
昭和63年度～ 平成元年度	知恩会斎藤奨励金選考委員
平成元年2月～	静岡県薬事審議会会長
平成元年9月	静岡薬科大学長任期満了。静岡県立大学名誉教授
平成4年	ニュージーランド・コースロン研究所客員教授
平成18年9月18日	82歳にて逝去

監修者・略歴

辻　邦郎（つじ・くにろう）
　昭和 16 年 10 月 31 日、愛知県西尾市にて生まれる。39 年 3 月、静岡薬科大学卒業。42 年 3 月、静岡薬科大学大学院博士課程中退。42 年 4 月、静岡薬科大学助手として奉職。51 年、薬学博士の学位取得。54 年 4 月から 55 年 3 月まで、テキサス大学博士研究員を勤める。55 年 4 月、静岡薬科大学講師（薬剤製造担当）となり、同大学助教授、静岡県立大学（静岡薬科大学が改変）薬学研究科助教授（薬品資源学）、同大学薬学部教授（薬品資源学担当）、兼学部長、学長補佐、副学長を歴任し、平成 19 年 3 月、同大学を退官。
　この間、静岡県海洋バイオテクノロジー推進協議会委員、コースロン研究所（ニュージーランド）フェロー、しずおか産業創造機構技術評価委員、静岡県薬事審議会会長、静岡県病院薬剤師会顧問、日本薬学会東海支部長、発明協会静岡支部理事なども努める。知恩会斎藤奨励賞、三島海雲記念財団学術奨励賞などを受賞。平成 19 年 4 月、横浜薬科大学教授（薬用資源学）に就任し、平成 24 年同大学学部長、現在に至る。

薬学の巨星・小菅卓夫の仕事

平成 24 年 10 月 23 日　第 3 刷発行
編　集　小菅卓夫論文刊行委員会
監　修　辻　邦郎
発行人　南丘喜八郎
発行所　Ｋ＆Ｋプレス
〒102-0093
東京都千代田区平河町 1 − 7 − 3
　　　　半蔵門堀切ビル 4 階
ＴＥＬ　03（5211）0096
ＦＡＸ　03（5211）0097
印刷・製本　中央精版印刷
乱丁・落丁はお取り換えします。

ⒸKosugeTakuo-ronbun-kankouiinkai
2012 Printed in Japan
ISBN978-4-906674-43-5